음식이 나다

영양과 건강의 비밀

음식이 나다

왜 균형 잡힌 영양을 섭취해야 하는가?

개정판

오새은 지음

북 카라반
CARAVAN

프롤로그

세상이 아무리 바뀌어 최첨단 세상이 된다고 하더라도 무엇과도 바꿀 수 없는 소중한 것은 인간의 생명이다. 그런 소중한 생명을 어느 누구도 함부로 해서도 안 되고 남에 의해 좌우되어서도 안 될 것이다. 나는 내 아이들을 약으로 건강을 지킬 수 있다고 굳건히 믿었던 적이 있었다. 조금만 열이 나도, 약간의 기침만 해도 병원으로 달려갔다. 한 달에 20여 일을 꼬박꼬박 약을 먹이고 아이들이 건강해질 거라고 믿었다. 그러나 아이들은 점점 더 허약해졌다. 그때를 생각하면 마음 한구석이 아프고 죄책감마저 든다.

나는 의사나 약사도 아니다. 단지 내 가족의 건강을 지키겠다는 믿음으로, 내가 사랑하는 사람들의 행복을 지켜주고 싶다는 작은 소망으로 시작한 '건강 전도사'가 이제는 엄청난 보람도 되고 사명으로 자리를 잡게 되었다. 세상의 모든 엄마가 이해하기 쉽고 알아듣기 편하게 하기 위해 그동안 공부하고 모아둔 자료를 정리하기 시작했다. 그것은 6년 전 『음식이 나다』를 집필했을 때의 그 안타까운 엄마의 마음을 지금도 그대로 간직하고 있기 때문이다.

좋은 음식을 섭취하고 부족한 영양소는 좋은 건강기능식품을 선택해 균형을 맞추는 것이 가장 쉽고 지혜로운 건강법이다. 물론 음식만 잘 섭취한다고 되는 것이 아니고 다른 조건들도 잘 지켜나가야 한다. 하지만 음식은 자급자족할 수 없고 외부 환경에 밀접한 영향을 받기 때문에 조금 더 주의를 기울여야 한다.

한국건강기능식품협회에 따르면, 건강기능식품 시장은 2013년에 1조 7,920억 원에서 2019년에 4조 6,000억 원 규모로 상승했다. 놀랍게도 6년 만에 2.5배가 넘게 성장했다. 그만큼 건강에 대한 관심이 높아진 것이 사실이다. 자신과 가족의 건강을 지키기 위해 우리는 매순간 선택의 기로에 서게 된다. 쏟아져나오는 정보 속에서 우리는 건강을 위해 어떤 먹거리를 선택하고, 어떤 환경을 만들어 살아야 하는지를 고민하게 되었다.

이러한 상황에서 우리는 건강에 관심을 가져야 할 뿐만 아니라 제대로 된 건강 지식을 공부하고 그것을 분별할 수 있는 능력을 키워야 한다.

영양소의 집합체라 할 수 있는 우리 몸은 끊임없이 움직이고 생존을 위해 균형을 맞추면서 성장과 치유와 회복의 과정을 거친다.

매일매일 세포가 죽고 새로 태어나기 때문에 좋은 영양소를 공급해주어야 한다. 오늘 내가 먹은 음식에 따라 나의 건강 저울추가 좋은 쪽과 나쁜 쪽을 오가며 균형을 맞추는 것이다. 가끔씩 혹은 만성적으로 몸 어딘가에 불편함을 느끼는 것은 대부분 영양소 결핍 때문이다. 몸의 균형이 깨져서 몸이 살려달라고 아우성치는 자각증상이라고 할 수 있다.

이러한 증상을 낫게 하는 것이 약물이라고 믿는 사람이 의외로 많다. 하지만 약은 내 몸을 만드는 것이 아니라 단지 증상을 호전시켜줄 뿐이다. 또한 반드시 부작용이 따르게 되어 있다. 약물에만 의존해 증상을 없애는 데서 그치지 않고 근본적인 원인을 찾아내 치료하는 데 중점을 두어야 한다. 바로 음식을 통해 부족한 영양소를 공급해주는 것이다.

물론 음식이라고 해서 다 같은 음식이 아니다. 과거 대량생산과 산업화로 인해 우리는 편리성만을 추구해왔고 음식에서도 예외가 아니다. 그러다 보니 건강을 지키는 일은 갈수록 어려워지고 있다. 하지만 '음식으로 못 고치는 병은 약으로도 못 고친다'는 히포크라테스의 말처럼 우리가 우리 몸에 의무적으로 해야 하는 행동을 스스로 잘 숙지하고 지킨다면 우리는 건강수명을 최대한 늘려 삶의 질을 높일 수 있다.

그동안 강의와 상담을 통해 수많은 사람을 만나면서 느낀 것은 아직도 잘못된 건강 정보를 철석같이 믿는 사람이 많다는 것이다. 나는 미력하나마 그들에게 제대로 된 건강 지식을 알리기 위해 노력했고 그들이 스스로 자신의 건강을 지킬 수 있는 능력을 갖게 되는 모습에 큰 기쁨을 느꼈다.

지금 이 순간에도 수많은 과학자의 연구와 영양학적 임상 논문, 기능의학의 발전으로 건강 정보와 의학 지식이 변화하고 있다. 또한 최근에 새로이 부각되고 있는 영양소가 많아져 2013년에 출간한 『음식이 나다』를 업그레이드할 필요를 느끼게 되었다. 계속되는 환경 파괴와 양심 없는 기업의 상술로 인해 소비자가 믿고 선택할 먹거리가 줄어드는 상황을 생각하면 이는 나에게 큰 사명감으로 다가왔다.

이 책은 영양소가 우리 몸에 미치는 영향과 약물에 의존하지 않고도 건강해질 수 있는 방법을 전하고 있다. 영양소와 인체의 관계, 그리고 자신의 몸에 맞는 음식을 선택하는 방법 등을 최대한 쉽게 풀어내 건강에 관심을 가진 분들에게 도움을 드리고자 했다. 이 책을 끝까지 읽고 나면 건강해질 수 있는 여러 방법의 옥석을 가려낼 수 있는 기본적인 지식은 충분히 갖추게 될 것이다.

2020년 8월

오새은

● 본문에 있는 QR 코드를 찍어보면, 더 많은 건강 정보를 얻을 수 있습니다.
(7쪽, 16쪽, 46쪽, 75쪽)

차례

제

1

장

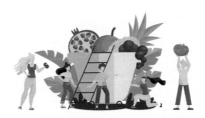

현대인들이 건강해지지 못하는 이유

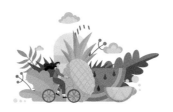

우리가
건강하지 못한
이유

우리가 건강하게 살아가다가 생활의 리듬이 깨지거나 오랫동안 스트레스를 받고, 식사를 제대로 못하고, 운동도 하지 않는 틈을 타 우리 몸에 나타나는 불편한 증상들이 있다. 이런 증상을 미병이라고 한다. 미병 중 흔히 겪는 것이 두통, 입병, 소화불량, 설사, 안구건조, 불면증, 혓바늘 등 참으로 많다. 어쩌면 일상생활에서 흔하게 겪고 있는 증상들이다.

우리가 이런 증상을 겪는다고 해도 병원에 가도 딱히 해결 방법이 없어 소염제, 진통제, 항생제 등의 처방을 받고 그 증상이 없어지면 나았다고 생각한다. 그러나 그것은 정말 진정한 치유가 아니다. 예를 들어 수도관이 누수가 되어 물이 흘러나오는데, 수도관이

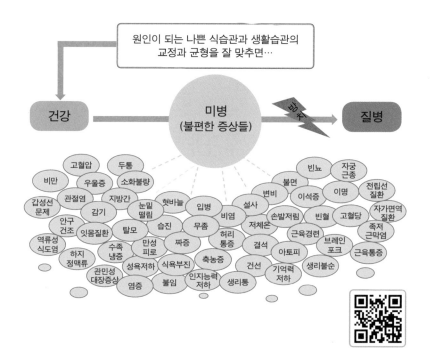

왜 누수가 되는지 그 원인을 파악해야 한다. 그래서 파이프를 교체하든 수도꼭지를 보수하든 해야 한다.

이런 증상이 왜 생겼는지 원인을 파악하고 제거해야 하는데, 현대의학에서는 그것을 치유하지 못해 많이 아쉽다. 벽돌건물이 파손되면 벽돌을 보수하고 목재로 지은 집은 목재를 보수해야 하는 것처럼, 우리 몸은 영양소로 구성되어 있어 몸에 이상이 생기면 영양소를 채워주어야 한다. 그것이 기본적인 요법이고 그것을 행한 후 그다음에 해결책을 생각해야 한다. 물론 위급한 환자나 사고가 나서 치료가 먼저인 사람은 당연히 병원에 가야 한다. 불이 나면 119에 도움을 요청하는 것이 당연하기 때문이다. 이런 미병은 결국 우리 몸의 세포들이 영양소가 부족하다고, 생활습관 좀 바꾸라고 아우성을 치며 보내는 신호다. 그런 영양소 섭취와 생활습관의 균형을 잘 잡아주면 건강하게 살아갈 수 있다.

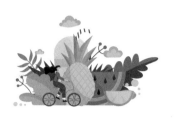

식재료의
영양 감소와
질 저하

요즘 채소와 과일에서 분석되는 영양 성분은 갈수록 낮아져 과거에 섭취하던 양으로는 하루에 필요한 양을 맞추기가 불가능하게 되었다. 우리가 쉽게 구해 먹을 수 있는 토마토는 50년 전에 비해 칼슘·비타민C·비타민A가 50% 감소했고, 감자는 비타민A가 100% 감소했다는 조사 결과까지도 나왔다.

그렇게 된 가장 큰 원인은 다작多作을 위해 화학비료, 농약, 제초제의 사용과 비닐하우스 재배 등이 많아져 토양의 산성화가 심해지고 수질 오염으로 토질에 대한 섬세한 관리가 힘들어졌기 때문이다.

과거에 사람이 식물에서 영양소를 얻는 과정은 이러했다. 땅에 있는 농작물이 물과 미네랄을 흡수해 광합성 작용으로 영양분을 만들면 그것을 사람이 먹는다. 사람이 배설한 분뇨를 다시 땅에 비료로 주면 농작물은 그것을 다시 받아들여 성장하고 열매를 맺는다. 이렇게 선순환으로 이어지면서 상생하는 구조로 되어 있었다. 어릴 적에 시골에 가면 코를 막고 다녔던 기억이 있을 것이다.

그러나 요즘은 시골에 가도 그런 아스라한 추억의 냄새는 자취를 감춘 지 오래다. 산업 발달과 함께 인분을 비료로 사용하지 않고 화학비료로 농작물을 키우게 되면서 선순환의 고리가 끊어지게 되었다.

게다가 수확한 농작물은 우리 식탁에 바로 오르지 않고 냉장고에 보관해두었다가 조리를 한다. 조리하는 방법에 따라 영양소의 손실이 발생한다. 또 농작물을 가공하기 위해 공장으로 이동해서 보관하는 시간이 길어지면 길어질수록 영양의 손실은 계속된다. 가공 공정을 거치는 동안 영양소의 함량은 급격히 감소하고 장기적인 보관을 위해 식품 첨가물이 사용되면서 질 좋은 영양소 공급은 기대하기 어렵게 된다.

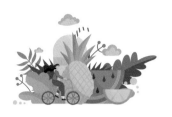

GMO 원료의
무분별한 사용과
다양화

미국의 한 화학회사가 보일러에 사용하는 세관제로 특허 받은 킬 레이터chelator 화합물을 1974년에 몬산토가 사들여 제초제를 만들기 시작하면서 글리포세이트glyphosate에 제초제 기능이 있다는 것이 발견되었다. 세계보건기구WHO에서 발암물질 2급A로 규정한 글리포세이트는 식물이 단백질을 생성하지 못해 죽게 하는 제초제다. 그런데 몬산토는 실험 과정에서 글리포세이트의 독성으로도 죽지 않는 박테리아를 발견했다. 이 박테리아의 DNA를 추출해 식물과 어류의 DNA를 변형시켰는데, 이것을 GMOGenetically Modified Organism, 즉 유전자변형농산물라고 한다.

글리포세이트가 우리 몸에 흡수되면 효소뿐만 아니라 미네랄

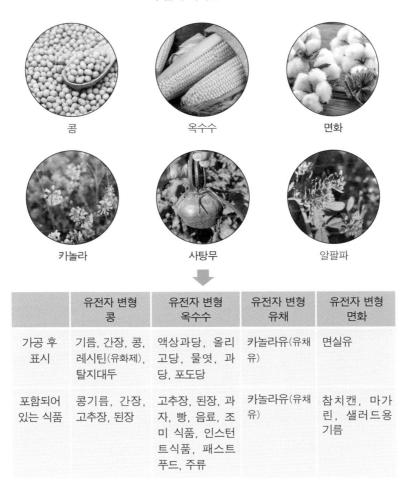

수입이 허가된 GMO

콩

옥수수

면화

카놀라

사탕무

알팔파

	유전자 변형 콩	유전자 변형 옥수수	유전자 변형 유채	유전자 변형 면화
가공 후 표시	기름, 간장, 콩, 레시틴(유화제), 탈지대두	액상과당, 올리고당, 물엿, 과당, 포도당	카놀라유(유채유)	면실유
포함되어 있는 식품	콩기름, 간장, 고추장, 된장	고추장, 된장, 과자, 빵, 음료, 조미 식품, 인스턴트식품, 패스트푸드, 주류	카놀라유(유채유)	참치캔, 마가린, 샐러드용 기름

등과 결합해 영양 부족을 초래할 뿐만 아니라 독극물로 작용해 서서히 암, 당뇨 등과 같은 질병에 걸리게 된다. 또한 박테리아, 곰팡이 등을 비롯한 모든 생물을 해치고 죽일 수 있다. 러시아는 GMO

작물을 인간에 대한 테러로 규정해 재배를 금지했고, 중국이나 유럽도 잔류 물질 기준이 아니라 GMO를 원료로 사용하면 표시하도록 하고 있다.

GMO의 안전성에 대한 질문을 받을 때마다 몬산토는 식물에는 글리포세이트가 작용하는 EPSPS(식물의 성장에 중요한 합성 효소)가 있고, 인간과 동물에게는 이 효소가 없기 때문에 제초제 성분이 우리에게 영향을 미치지 않는다고 주장한다. 하지만 피해를 호소하는 농장들이 계속 늘어나고 있고, 기형아 출산과 여러 가지 좋지 않은 예후가 많이 보고되고 있다. 몬산토의 자금력과 몬산토와 커넥션이 있는 기업과 학자들에 의해 많은 부분이 합리화되고 있다는 사실 역시 간과할 수 없다.

우리나라는 식용 GMO 수입 1위 국가다. 미국 다음으로 식용 GMO를 가장 많이 사용하고 있다. 현재 식품의약품안전처(식약처)가 수입 허가한 GMO 작물은 콩, 옥수수, 카놀라, 알팔파, 면화, 사탕무 등 6가지다. 2008년부터 수입을 시작해 매년 228만 2,000t(2017년 기준 옥수수 123만 9,000t, 대두 104만 3,000t) 이상을 수입하고 있지만, 어디에 사용하고 어떻게 먹었는지 알 수가 없는 상황이다.

식품처의 공식 문서와 GMO 소개 자료는 GMO의 유용성과 안전성을 강조하고 있고, 'GMO 표시제'의 예외 조항으로 GMO 사용 여부가 가려져 있다. 예를 들면, GMO 콩으로 만든 콩기름에는 GMO 표시가 안 되어 있다. 또 제조·가공 과정을 거치면서 유전자 변형 DNA와 단백질이 없거나 있더라도 잘 검출되지 않는데, 현행 법은 유전자 변형 DNA와 단백질이 남아 있어야만 표시가 가능하다. 그래서 GMO 원료 사용 사실을 인지하고 있고 아무리 많이 썼다 해도 잔류량이 없다면 굳이 표기하지 않아도 되는 것이다.

또한 GMO를 표시하는 주체가 제한되어 있어 식품을 제조하거나 유통·판매하는 업체만 표시하게 되어 있다. 일반 음식점과 빵집을 제외했기 때문에 외식을 하거나 배달 음식을 시켜 먹을 때에도 GMO 표시를 볼 수 없다.

한국인은 연평균 1인당 45kg의 GMO를 먹고 있다고 하는데도, GMO를 원료로 쓴 가공식품에는 보통 '대두 100%(수입산)', '콩 100%(수입산)', '탈지대두(수입산)' 등으로만 적혀 있을 뿐이다. GMO가 주로 쓰이는 식품으로는 음료수에 대부분 첨가된 액상 과당, 올리고당, 물엿, 고추장, 된장, 간장, 기름, 카놀라유, 참치캔에 들어 있는 면실유, 마가린, 샐러드용 기름, 조미 식품, 술, 과자, 빵, 인스턴트식품 등이 있다. 거의 모든 가공식품에 들어 있다고 보면 된다.

게다가 영양제에도 GMO가 사용되고 있다. 영양제에는 소량의 건강 기능성 원료를 먹기 쉬운 형태로 만들기 위해 부형제·희석제·안정제 등이 첨가된다. 예를 들어 소량의 비타민C를 알약 형태로 만들기 위해 부형제인 옥수수 전분을 함께 섞어 반죽한다. 부형제는 상품에 따라 90% 넘게 포함되기도 하는데, 최대 함량의 법적 기준이 정해져 있지 않아 GMO 표시가 면제될 수 있다.

GMO의 유무를 보고 식품을 선택할 권리를 가져야 하는데, 정말 안타깝게도 명확히 표시되어 있지 않고 아예 없는 것이 훨씬 많다. 관련 규정이 오히려 GMO 표시 대상을 축소하고 있어 국민의 선택할 권리가 침해받고 있다. GMO 제품 전면 표시제는 아직도 넘어야 하는 높은 산인 것 같다.

진실은 언젠가 밝혀지겠지만 그 사이에 피해를 보는 것은 GMO 농작물을 경작하고 먹고 사용하는 우리와 우리의 다음 세대들이다. 최대한 안 먹을 수 있도록 노력해야 하지만, 우리 식생활에 너무 깊숙이 침투해 있다는 것이 문제다.

2018년, 아스피린으로 유명한 독일의 바이엘이 몬산토를 인수해 몬산토의 모회사가 되었다. 인간과 환경에 유익함을 주려고 기업의 방향을 선회할 것인지, 아니면 자사의 이윤만 추구하며 반인류적인 행보를 걸을 것인지 지켜볼 일이다. 눈앞의 이윤보다 인간과 환경을 생각하는, 양심적이고 정직한 윤리를 지키는 기업이 많이 나와서 먹거리를 안심하고 선택할 수 있는 사회가 되었으면 한다.

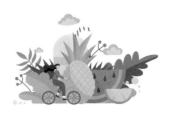

불규칙한
식사와
잦은 외식

2016년 조사 결과, 우리 국민의 아침 결식률이 26.1%로 점점 증가하는 추세로 나타났다. 또한 탄수화물과 단백질 섭취는 계속 감소하고 육류 섭취가 35년 동안 4배 이상 급증한 것으로 조사되었다. 그로 인한 지방 섭취량의 증가로 대사증후군(인슐린 분비가 잘 안되거나 포도당을 세포로 이동시키는 기능을 제대로 하지 못해 지방이 복부에 쌓여 여러 가지 심혈관 질환, 고혈압, 당뇨, 통풍 등의 질환으로 발전하게 되는 생활습관병) 등 건강관리에 적신호가 오고 암이나 심혈관계 질환으로 이어져 사망률이 높아지고 있다.

불규칙한 식사는 영양소의 균형을 깨뜨린다. 끼니를 거른 후 폭식이나 잦은 음주는 건강을 더욱 악화시킨다. 이런 식습관을 가진

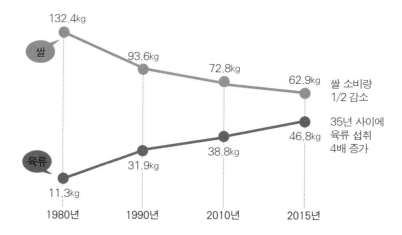

식품별 1인당 연간 소비량 변화

쌀 132.4kg
93.6kg
72.8kg
62.9kg 쌀 소비량 1/2 감소

육류 11.3kg
31.9kg
38.8kg
46.8kg 35년 사이에 육류 섭취 4배 증가

1980년 1990년 2010년 2015년

자료 : 농림축산식품부

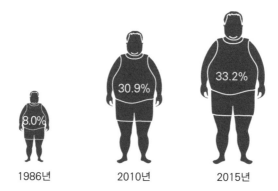

한국인의 비만율

8.0% 1986년
30.9% 2010년
33.2% 2015년

자료 : 질병관리본부, 국민건강영양조사 2017

사람일수록 과일과 채소 섭취량은 많이 부족하다. 그 결과 20년 동안 비만율이 4배 이상 증가했다.

국민건강통계를 보면, '2005~2015년 한국인의 건강과 식습관' 결과에서 걷기 실천율은 20% 감소했다. 가공식품 구매율이나 외식 비율 등은 대략 10%, 주류 섭취량은 42% 증가했으며, 음료수 섭취량은 130%로 급증했다. 건강에 대한 불안감을 증폭시키는 수치라 할 수 있다.

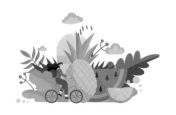

인스턴트식품,
가공식품,
탄산음료 섭취 증가

대부분의 인스턴트식품은 자극적이며 염분과 동물성 단백질, 지방이 많다. 반면 식이섬유, 비타민, 무기질은 부족해 영양 불균형과 변비의 원인이 될 수 있다. 특히 가공식품과 인스턴트식품, 탄산음료에는 다량의 인 성분이 들어 있다. 인 성분은 칼슘의 흡수를 방해하는데, 칼슘의 부족은 성장 지연, 비만, 골다공증, 성격 장애 등 여러 가지 질병의 원인이 된다.

이들 식품은 보존제나 많은 양의 정백당, 액상과당, 농축된 염분, 동물성 단백질, 포화지방 등을 함유하고 있어 몸에 해로운 중성지방을 증가시킨다. 중성지방 증가로 인해 고혈압, 당뇨, 암, 심장병과 돌연사가 늘어나고 있다. 아이들은 정신이 산만해지고 학습 능

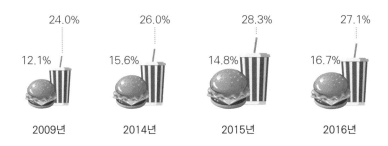

력이 저하된다. 또한 사회에 잘 적응하지 못하는 청소년들도 계속
늘고 있다.

　인스턴트식품이나 가공식품에는 식품 첨가물이 들어가기 때문
에 간이나 장에 큰 부담을 준다. 이 첨가물이 체내로 들어가면 80%
정도는 배출되거나 해독되지만, 나머지는 몸에 축적된다는 것을 간
과해서는 안 된다. 게다가 식이섬유가 전혀 없기 때문에 대장 건강
에도 좋지 않다. 요즘은 1인 가구의 증가로 혼밥족이 늘어나 인스
턴트식품과 가공식품의 이용이 날이 갈수록 늘고 있지만, 그에 비
해 건강지수는 낮아지고 있다.

　튀긴 음식으로 된 가공식품에 붙은 라벨을 보면 트랜스지방이
'0'으로 되어 있는데, 그렇다고 안심하고 먹어서는 안 된다. 우리
나라 현행법은 대부분의 원재료에 트랜스지방이 포함되어 있다는
것을 감안해 100g당 0.2g 이하는 트랜스지방을 0으로 표시할 수

있도록 규정하고 있다. 트랜스지방은 하루에 2g이 제한 섭취량이지만 프라이드치킨에는 100g당 0.9g, 감자튀김이나 케이크에는 2.5g, 초콜릿 가공품에는 3.5g, 전자레인지용 팝콘에는 11.2g이 포함되어 있다. 무심코 이들 식품을 먹고 있지만, 트랜스지방은 발암물질이라는 점을 기억해야 한다.

탄산음료 소비량 역시 매년 급증하고 있다. 탄산음료 안에는 다량의 인 성분과 당분이 첨가되어 있어 칼슘을 배출시키고 비만을 부른다는 점을 기억해야 한다. 탄산수는 당분이 안 들어가 안심하고 먹어도 괜찮다고 생각할 수 있지만, 인 성분이 들어 있거나 다른 가공 첨가물이 들어 있다는 점에서 건강에 해로운 것은 마찬가지다.

 인스턴트식품과 가공식품

- 인스턴트식품 : 라면류, 즉석 카레나 짜장 등이다. 즉석 햄버거, 스파게티, 북엇국 등 쉽게 끓이거나 데워서 바로 먹을 수 있게 만든 식품들이 속한다.
- 가공식품 : 치즈, 버터, 우유, 커피, 햄, 소시지, 통조림, 잼 종류, 맥주, 소주, 음료수, 고추장, 된장, 장아찌류, 젓갈류, 건조된 오징어, 무말랭이, 북어, 김, 미역, 도정한 쌀, 흰 밀가루, 정제된 백설탕, 정제소금 등이다. 쉽게 먹을 수 있는 생수도 가공식품이다.

식품 라벨 쉽게 보는 방법

식품 라벨에 적힌 원재료명은 가장 양이 많은 순서대로 모든 성분을 적게 되어 있기 때문에 무엇이 들어갔는지 꼼꼼히 따져봐야 한다. 식품 첨가물이나 보존제가 없다면 유통할 수 없기 때문에 첨가할 수밖에 없는 한계량이 정해져 있다. 하지만 우리는 가공식품을 1가지만 먹는 것이 아니라 여러 가지를 섞어 먹을 수 있고 각자의 건강 상태에 따라 칵테일 효과가 나타날 수 있으므로 주의를 해야 한다. 여러 가지 첨가물 중 특히 알아둘 필요가 있는 첨가물을 몇 가지 살펴보자.

1. 아질산나트륨 : 소시지, 햄, 베이컨 등에 들어가는, 붉은색으로 맛있게 보이도록 하는 첨가물이다(발암물질).

2. 소르빈산 : 어묵에 사용하는 보존제다(발암물질, 알레르기 유발). 아질산나트륨과 소르빈산이 결합되면, 위험한 물질을 생성하고 과민 반응을 유발한다.

3. 이산화황 : 말린 과일, 와인, 물엿, 건조 채소류, 농수산물 가공품 등에 들어 있다(보존제).

4. 안식향산나트륨 : 드링크류, 음료, 잼류, 마가린에 들어 있다. 안식향산나트륨과 비타민C가 결합되면, 벤젠을 유발한다(발암물질).

5. 타르색소·캐러멜색소 : 인공적인 색을 낼 때 사용된다. 간장, 춘장, 콜라, 흑맥주, 흑설탕 등에 사용된다. 이것은 소화효소 작용을 저해하고 간과 위장에 장애를 일으킨다.

6. 인공감미료 : 아스파탐, 사카린, 수크랄로스, 아세설팜칼륨

등이며, 발암물질이며 당뇨를 유발한다. 일반 저칼로리 음료, 어린이용 홍삼, 과자 등에 사용되는 경우가 많다.

여기에서 몇 가지 식품에 대해 적어보았다. 한식 간장은 대두, 소금, 물만 있으면 메주를 띄워 만들 수 있다. 그런데 발효 시간이 너무 오래 걸려 쌀가루, 밀가루, 보릿가루 등을 넣어 발효 시간을 짧게 해서 양조간장을 만들어 판매한다. 가장 좋은 것은 대두, 천일염, 정제수만 들어 있는 간장이다. 그런데 보통 시중에 판매되는 간장을 보면 정제수, 탈지대두, 천일염, 소맥류, 기타 과당, 주정 등 여러 가지 재료가 들어 있는 것을 쉽게 알 수 있다.

특히 산분해간장은 콩기름을 짜내고 남은 콩찌꺼기(탈지대두)에 염산을 부어 녹이고 소다를 넣어 중화시킨 후 검은색 색소와 맛을 내기 위해 감미료와 액상과당을 넣어 만든다. 이 간장은 3-MCPD 등 발암물질이 생성될 수 있어 문제가 된다. 혼합간장은 산분해간장과 양조간장을 혼합한 간장인데, 혼합 비율에 대한 기준이 없어 산분해간장이 99% 들어가도 혼합간장이라고 표기할 수 있다.

우유는 원유 100%를 골라야 한다. 괜히 더 좋은 것을 선택하려고 강화우유나 맛있는 것을 고른다고 ○○ 우유를 선택하는 것이 오히려 좋지 않다. 칼슘, 비타민D, 철분 등의 강화우유는 엄청 많은 첨가물을 넣어서 생산한다는 것을 알아야 한다. 딸기우유에는 저지방 우유 성분 다음으로 정제수, 기타 과당, 설탕, 포도당 순으로 들어 있고 실제 딸기 과즙은 1%다.

달걀 고르는 방법

2019년 8월 23일부터 달걀에 생산 이력을 표시하도록 되어 있는데, 10자리 숫자와 글자가 적혀 있다.

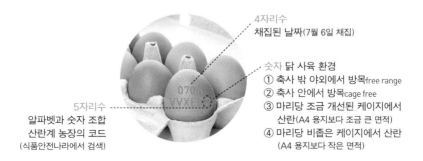

4자리수
채집된 날짜(7월 6일 채집)

숫자 닭 사육 환경
① 축사 밖 야외에서 방목free range
② 축사 안에서 방목cage free
③ 마리당 조금 개선된 케이지에서
산란(A4 용지보다 조금 큰 면적)
④ 마리당 비좁은 케이지에서 산란
(A4 용지보다 작은 면적)

5자리수
알파벳과 숫자 조합
산란계 농장의 코드
(식품안전나라에서 검색)

1. 유기농 달걀 : 사료를 유기농으로 주었다는 뜻이다. 가장 안심하고 선택할 수 있는 달걀이다.

2. 자연 방사 : 유정란이라는 뜻이다. 유기농 달걀과 동급이다.

3. 동물복지 : 스트레스를 조금 덜 주어 낳은 달걀이다.

4. 무항생제 : 의미가 없다. 항생제를 안 쓸 수 없는 사육환경이고 항생제를 쓰는지 안 쓰는지도 예고하고 검사하기 때문에 안 지킬 수 있는 경향도 다분하다.

일반 마트에서는 위에 적힌 유정란, 동물복지, 무항생제 등의 인증 마크를 보유한 달걀을 판매하고 있다. 하지만 그 외에 일반 식당이나 빵, 과자, 패스트푸드 같은 음식 재료나 무료로 제공하는 달걀찜, 달걀말이에 사용하는 달걀은 대부분 항생제, 성장 촉진제, 착색제가 포함된 사료를 주어 키운 저가의 공장식 달걀이다.

식품 표시 예외 규정

모든 원료를 기록하게 되어 있지만, 식품회사들이 악용할 수 있는 예외 규정이 있다는 것도 기억하자.

1. 일괄 표시 허용 : 여러 첨가물을 넣어도 사용 목적이 같으면 용도별로 하나만 표기한다. 향료도 1가지만 넣지 않고 여러 가지를 넣어야 제 맛을 내기 때문이다.

2. 캐리 오버 : 제품을 만드는 재료에 사용된 하위 첨가물은 표기하지 않아도 된다. 단무지에 사카린, 합성색소, 화학보존료 등이 첨가되지만 김밥에는 표기되지 않는다.

3. 제조 과정에서 쓰인 첨가물 표기에서 제외 : 제조 과정에서 첨가했지만 최종 제품에 남아 있지 않은 첨가물은 표기가 제외된다. 이 규정 때문에 GMO 원료도 표기되지 않는 것이다.

4. 소포장 제품 표기 제외 : 껌, 캔디, 커피믹스처럼 작은 제품의 개별 포장은 표기에서 제외된다.

5. 포장한 날짜가 제조 일자 : 마트에서 즉석 조리한 제품은 조리 날짜가 아니라 팩에 담은 날짜가 제조 일자다. 오래전에 들여온 생선이나 고기가 오늘 포장되었다면 제조 일자는 오늘이 된다.

6. 큰 글씨 표기 주의 : 식품 표기에 큰 글씨로 쓰여 있으면, 그 성분이 많이 들어 있는 것으로 착각할 수 있다. 글씨 크기와 함량은 관계가 없다.

7. 무첨가 표기 주의 : 무첨가 표시 항목에는 MSG, 아질산나트륨, 안식향산나트륨 등이 있다. 그런 종류를 넣지 않은 대신 덜 검

증된 신생 물질을 사용하면서 가격은 더 비싸게 받는 경우가 많다.

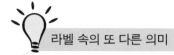

1. 무설탕 : 설탕 대신 감미료를 사용했다는 의미다.
2. 저지방 : 각종 화학물질로 지방을 녹여 없앴다는 의미다.
3. 제로 칼로리 : 인공감미료가 가미되었다는 의미다.
4. 액상과당 : 값싼 옥수수전분GMO으로 만든 당분이다.
   0%는 열량 5kcal 미만, 나트륨 5mg 미만, 탄수화물, 단백질, 지방, 포화지방은 0.5g 미만, 트랜스지방 0.2g 미만, 콜레스테롤 2mg 미만이면 표기할 수 있다. 제로 칼로리라도 4.9kcal일 수 있다. 트랜스지방은 과자 한 봉지가 0.2g 이상이지만 2~3봉지로 나누면 그 자체 함량은 0.2g 이하로 0%로 표기가 가능하다.

트랜스지방이 인체에 미치는 영향(하루 섭취 제한량 2g)

혈액 내 염증 물질의 증가, 혈관 내피세포 기능 감소, 심장에 직접적인 악영향을 주므로 동맥경화, 협심증, 뇌졸중의 위험이 증가된다. 세포막이나 호르몬에 이상을 초래하며 면역세포의 기능을 저하시켜 알레르기, ADHD, 당뇨, 암 등의 위험이 증가하고 있다는 자료가 계속 발표되고 있다.

게다가 트랜스지방으로 쉽게 변질되는 정제된 식용유에는 항산

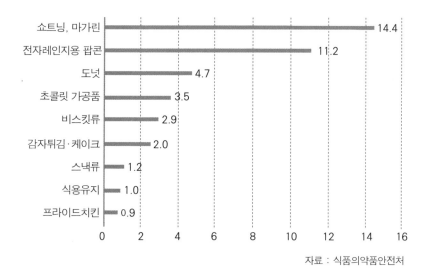

트랜스 지방이 많은 식품(100g당 트랜스지방 함유량)

식품	함유량
쇼트닝, 마가린	14.4
전자레인지용 팝콘	11.2
도넛	4.7
초콜릿 가공품	3.5
비스킷류	2.9
감자튀김·케이크	2.0
스낵류	1.2
식용유지	1.0
프라이드치킨	0.9

자료 : 식품의약품안전처

화제로 비타민E나 셀레늄 같은 항산화제를 사용해야 한다. 하지만 가격이 비싸기 때문에 합성 항산화제인 BHA나 BHT를 첨가한다. 이는 한 번 가열하면 소실되어 과산화지질이 되기 때문에 재사용을 하지 말아야 한다. 여기서 과산화지질은 단백질과 만나 노인 반점처럼 노화 물질인 리포푸스친으로 변한다. 과산화지질의 독성은 매우 치명적이다. 기름 성분은 공기에 매우 약해서 노출되거나 가열되면 산화, 다시 말해 상하기 시작한다.

잘 모르겠으면 들어보지 못한 성분이 많이 들어 있는 식품은 우선적으로 피하는 것이 현명한 방법이다.

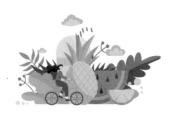

불규칙하고
부족한
수면

잠을 잔다는 것은 건강을 지키는 필수 요소다. 2015년 국민건강통계를 보면, 한국인의 평균 수면 시간은 6.8시간이다. 대한수면학회는 적당한 수면 시간으로 성인은 최소 7시간, 13~18세는 8~10시간을 권하고 있지만 실제로는 거의 지켜지지 못하고 있다. 입시 전쟁을 치르고 있는 청소년들은 수면 부족이 더더욱 심각한 실정이다.

수면 부족의 원인에는 불규칙한 생활습관, 스트레스, 우울증, 운동 부족, 무호흡증, 갱년기 등이 있다. 특히 무호흡증은 심혈관 질환을 유발하기 쉽다. 뇌와 심장에 공급하는 산소의 양이 부족해져 그대로 방치하면 심근경색이나 뇌졸중으로 돌연사할 수도 있기 때문에 가볍게 넘겨서는 안 된다. 체중이 10% 늘면 수면 무호흡증의

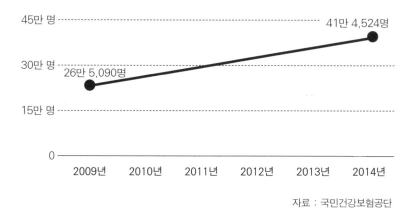

수면장애 환자 수(불면증, 수면 무호흡증 등 포함)

45만 명 41만 4,524명
30만 명 ....
26만 5,090명
15만 명 ....

0

2009년   2010년   2011년   2012년   2013년   2014년

자료 : 국민건강보험공단

위험은 6배 증가한다고 알려져 있다.

잠을 자면서 우리가 얻을 수 있는 장점

- 신체 메커니즘을 회복함으로써 에너지를 충전시킨다(손상된 세포와 조직 회복).
- 뇌에서 일어난 여러 가지 노폐물을 청소하는 시간이 된다(기억력 향상).
- 간 기능에 활력을 준다.
- 다이어트 효과가 있다(미국 컬럼비아대학의 실험 결과, 5시간밖에 자지 못한 사람의 60%는 7~9시간 자는 사람보다 과체중이었다).
- 당뇨병 예방 효과가 있다(의학 전문지 『내과학 기록Archives of Internal

Medicine』에 의하면 5시간밖에 자지 못하는 여성은 7~8시간 자는 여성들보다 당뇨에 걸릴 확률이 2.5배 높았다).

- 피부 미용에 도움이 된다.
- 면역력이 증가한다(미국 마운트 시나이 아이칸 의과대학은 숙면을 취하지 못하는 사람의 세포들이 바이러스와 싸우는 항체를 제대로 생산하지 못한다는 연구 결과를 발표했다).

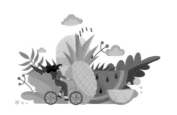

균형이
맞지 않는
운동

살을 빼기 위해서나 칼로리를 태우는 목적으로 운동을 한다는 것은 잘못된 생각이다. 우리 몸은 일정 기간 이상 사용하지 않으면 기능이 퇴화된다. 가만히 놔두면 체력이 떨어져 점점 약해지는 것이다. 체력을 유지하거나 향상시켜야 건강을 유지할 수 있고, 그래서 적당한 운동이 필요하다.

아무리 좋은 운동이라도 균형이 맞아야 건강에 도움이 된다. 모든 악기의 연주자와 지휘자가 한마음으로 선율과 박자, 음향의 강약을 맞출 때 비로소 완벽한 연주가 되는 오케스트라처럼 말이다. 그러나 현대인들은 운동의 균형을 잘 맞추지 못한다. 적당한 운동은 근력과 체력을 향상시키는 데 포커스를 맞춰야 한다.

어떤 운동을 선택할 것인지는 나이와 평소 운동 습관의 정도, 질병 유무 등 자신의 건강 상태를 고려해 결정해야 한다. 무엇보다 자신의 몸에 맞는 운동을 하는 것이 매우 중요하다. 자칫 남들이 한다고 그냥 따라 하거나 유행에 편승해 선택하는 것은 오히려 해가 될 수 있다.

운동은 크게 유산소운동과 무산소운동으로 나뉘는데, 무산소운동에는 1분 내에 최대의 힘을 끌어내서 집중하는 고강도 운동이 포함된다. 여러 운동 방법을 잘 선택해 병행하는 것이 좋은데, 잘 모르겠다면 일주일에 4~5회 이상 30분 정도 땀이 나거나 숨이 차는 정도로 운동하는 것을 권한다.

다이어트를 하거나 근육을 만들기 위한 운동을 선택했다면 반드시 아미노산 스코어 100인 단백질 보충제를 섭취할 것을 권한다. 근육은 평상시 부과되는 자극보다 높은 강도의 자극을 받으면 근육섬유에 상처가 생긴다. 이때 찢어지고 파열된 근육을 채우고 보수하는 과정에서 근육이 늘어나는 것이다. 그래서 근육을 만들려면 단백질을 필수적으로 보충해야 한다. 그러지 않으면 근육량이 줄어들어 기초대사량이 감소하고 심한 요요 현상으로 이어질 뿐만 아니라 피부의 탄력을 잃게 되어 다이어트 효과를 볼 수 없게 되기 때문이다.

또한 운동을 하면서 호흡량이 많아져 발생하는 유해산소의 공격으로 세포가 노화되거나 변이를 일으킬 수 있기 때문에 항산화제(환경이나 스트레스 등으로 발생하는 활성산소에 의한 세포 손상 등을 예방해주거나 지연시키는 영양소로, 비타민A, 비타민C, 비타민E, 셀레늄, 코큐텐, 요오드 등이 있다)는 반드시 섭취해주어야 한다.

유해산소는 자유기, 프리라디칼, 활성산소라고도 한다. 호흡을 통해 들어오는 산소 전자가 짝을 이루지 못하면 불안정한 상태가 되는데, 이때 불안정한 상태를 벗어나기 위해 전자를 받으려고 주변에 있는 물질들과 반응해 생성된다. 인체 내 조직이나 세포를 손상시켜 암이나 노화를 일으키는 주범으로 알려져 있다.

고강도 운동을 오랫동안 했던 운동선수 출신들이 장수하지 못하거나 오랜만에 TV에 출연했을 때 나이에 어울리지 않게 노화된 모습을 보이는 경우도 이런 이유 때문이다.

운동의 종류

- 유산소운동 : 편안한 호흡으로 상당 시간 산소를 소비하는 운동을 말한다. 최고 심장박동수의 60% 정도를 유지하고 굳이 시간으로 말한다면 1시간에서 1시간 30분 정도 지속하는, 몸에 무리가 되지 않는 운동이다(걷기, 골프, 댄스, 스키, 조깅, 수영, 자전거 타기 등).
- 무산소운동 : 운동의 강도가 높아서 호흡량을 따라가기 힘든 정도의 운동으로, 최고 심장박동수의 60~80% 정도로 맞추는 운동이다(에어로빅, 마라톤, 농구, 테니스, 축구 등).
- 고강도 운동 : 한마디로 짧고 굵게 일주일에 2~4분 정도 하는 운동으로 전체 15~20분을 넘지 않으며, 최고 심장박동수를 95%까지 끌어올리는 운동이다(100m 달리기, 타바타 운동, 고밀도 자전거 타기, 복싱, 격투기 등).
- * 최고 심장박동수 : 220에서 자신의 나이를 뺀 숫자다.

제

2

장

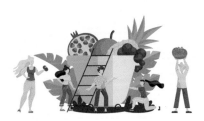

음식이 중요한 이유

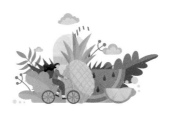

음식이
나다

내가 섭취하는 음식에 따라 내 건강이 달라진다. 왜냐하면 우리 몸은 매일매일 세포가 태어나고 죽기 때문이다. 세포가 태어난다는 것은 그것을 만들기 위한 재료가 실시간으로 필요하다는 말로 그때 그때 반드시 있어야 하는 영양소가 공급되지 않으면 문제가 발생한다는 의미이기도 하다. 그러면 우리가 먹은 음식이 어떻게 우리 몸에 사용되고 구성물이 될까? 간단히 그림으로 알아보도록 하자.

우리가 음식을 먹으면 소화 과정을 거쳐 영양소들이 효소 작용을 통해 작은 입자의 영양소로 분해된다. 이 영양소는 혈관이나 림프관을 통해 각 기관의 세포로 이동하게 된다. 세포는 자신의 본연의 역할을 하며 분열해서 모이고 모여 각 조직이 된다. 그 조직들이

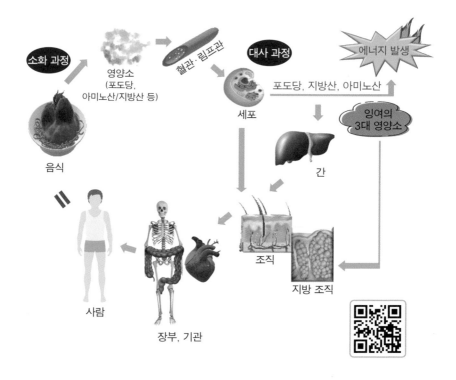

소화 과정

영양소
(포도당,
아미노산/지방산 등)

혈관·림프관

대사 과정

에너지 발생

포도당, 지방산, 아미노산

세포

잉여의
3대 영양소

음식

간

사람

조직

지방 조직

장부, 기관

모여 기관이 되고 그것이 모여 장부와 기관계가 되어 결국 사람의 몸이 되는 것이다.

　한편, 세포 안 미토콘드리아에서 에너지를 만들고 영양소들은 간으로 가서 저장되어 각 기관과 조직으로 필요성분을 보내고 사용되지 않는 잉여 영양소는 체지방으로 바뀌어 몸에 쌓이게 된다. 이렇게 만들어진 모든 물질의 총 집합체가 바로 우리 몸이 되는 것이다. 물론 이 과정은 매우 복잡하고 신비로울 정도의 완벽한 시스템에 의해 이루어진다. 내가 무엇을 어떻게 먹고 살았느냐가 결국 내가 되는 것, 곧 음식이 나다.

우리 몸에서는 음식물의 소화·흡수, 대사, 배설, 에너지 생산, 조직 복구·구축, 세포 생산, 호르몬 생산과 조절 등 다양한 반응이 쉴 새 없이 일어난다. 그러한 화학반응을 돕는 기능을 하는 물질이 효소enzyme다. 다시 말해 우리가 먹은 밥, 고기, 과일 등이 몸으로 들어와 완전히 다른 물질로 바뀌어 세포로 흡수될 수 있도록 도와주는 역할을 한다. 우리 몸에는 이러한 효소가 2,000가지가 넘는데, 주성분은 단백질이다.

효소는 혼자서는 제구실을 못한다. 효소가 제구실을 하려면 보조인자가 필요한데, 그 보조인자 역할을 하는 것이 비타민과 미네랄이다. 대표적인 비타민은 비타민B다. 미네랄 중에서는 칼슘이 140여 가지, 마그네슘이 300여 가지, 아연이 250여 가지의 효소 작용에 관여하고 있다.

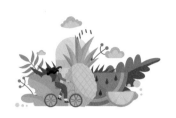

음식으로 섭취할 수 있는
7대 영양소의
종류

    우리 몸은 7대 영양소로 구성되고 이것으로 생명을 유지한다. 우리 몸을 다른 물질로 대신할 수 없다. 결국 우리가 건강하지 못한 이유는 영양소의 과부족으로 균형이 맞지 않기 때문이다. 히포크라테스는 '음식으로 고치지 못하는 병은 의사도 못 고친다'라고 했고, '우리가 먹는 것이 곧 우리 자신이 된다'라고 했다. 그렇듯 건강하기 위해서는 영양 균형을 맞추는 일이 매우 중요하다.

1. 탄수화물(밥, 떡, 빵, 감자, 고구마 등)

　식이섬유(수용성/불용성)

2. 단백질(살코기, 달걀, 우유, 생선, 콩 등)

　필수아미노산(9종)/불필수아미노산(11종)

3. 지방(동물성 지방, 식물성 지방, 어유)

　포화지방산(동물성)/불포화지방산(식물성, 어유)

대량
영양소
(열량
영양소)

4. 비타민(각종 야채와 과일 등)

　수용성비타민(B군, C군)/지용성비타민(A, D, E, K)

5. 미네랄(야채, 과일, 해조류 등)

　70여 가지(칼슘, 마그네슘, 칼륨, 나트륨, 철분, 아연 등)

6. 물

　(미네랄이 풍부하고 중금속 등의 유해 물질이나 세균이 없는 물)

7. 식물 영양소(파이토케미컬)

　(라이코펜, 알리신, 폴리페놀, 퀘르세틴 등)

미량
영양소
(조절
영양소)

＊빨간색 : 부족하기 쉬운 영양소

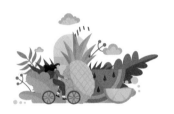

대량 영양소와 미량 영양소는 무엇인가?

연탄은 스스로 타는 물질이 아니다. 반드시 불쏘시개 역할을 하는 촉매인 번개탄이 필요하다. 이와 같은 원리로 에너지를 내는 대량 영양소인 탄수화물, 단백질, 지방도 스스로 에너지를 내거나 분해되어 대사(음식물을 섭취한 후 쪼개고 분해해 우리 몸의 세포가 쓸 수 있는 에너지로 만드는 모든 과정)하지 못하는 성질을 가지고 있다.

연탄을 대량 영양소(탄수화물, 단백질, 지방)로 보고 번개탄을 미량 영양소(비타민, 미네랄, 식물 영양소 등)로 생각하면 쉽게 이해가 될 것이다. 번개탄이 그 역할을 충분히 한다면 연탄은 완전연소가 되겠지만, 번개탄이 부족해 그 역할을 하지 못하면 연탄은 불완전연소가 된다. 그래서 타다 남은 연탄재로 남게 될 것이다.

이처럼 우리 몸도 비타민 등의 미량 영양소가 부족하면 몸에서 완전연소가 되지 못하고 몸에 지방이나 독소로 쌓이게 된다. 쉽게 피로하고 대사도 잘 안 되어 살이 잘 찌거나 자꾸 몸에 증상이 많이 생기면 1차적으로 미량 영양소가 부족하기 때문이다. 아직도 살이 찌면 끼니를 거르거나 단식을 하면서 운동하는 사람이 많다. 이때 무조건적으로 대량 영양소를 줄이고 열량만 태운다고 해결되는 것이 절대 아니다.

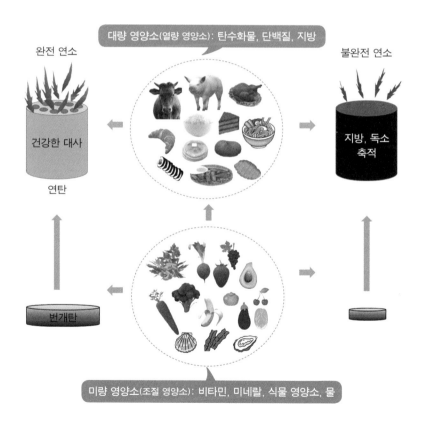

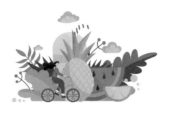

식물 영양소는
무엇인가?

생명은 생태계의 순리대로 살아가고 지켜나가려는 본능으로 유지된다. 동물이나 식물, 바다에 사는 미생물조차도 자신의 생명을 유지하고 번식하는 데 각자의 방법과 시스템을 지키며 성장한다. 동물은 외부에서 오는 공격과 고통에서 자신을 보호하기 위한 행동을 적극적으로 할 수 있도록 움직임이 자유롭지만, 식물은 그렇지 못하다. 그래서 식물은 강한 햇빛, 척박한 환경, 벌레로부터의 공격, 미생물의 침입 등에 대한 방어 시스템을 가지고 있다. 방어 색을 방출하거나 독소를 뿜어내는 것 등으로 자신을 보호하는 것이다.

이렇게 식물이 항산화를 하는 방어 물질이 식물 영양소 Phytochemical가 된다. 항산화는 사과를 깎아서 공기 중에 두게 되면

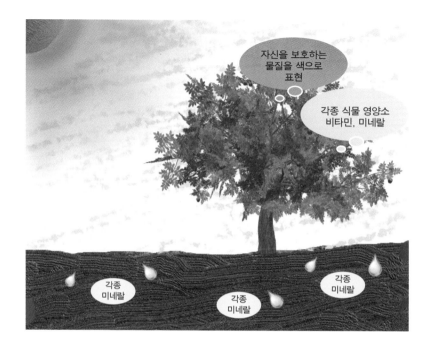

갈변하는 것처럼, 우리 몸이 호흡을 통해 들어오는 유해산소와 결합해 늙거나 상하고 변질되는 현상을 '산화 작용'이라고 하는데, 그런 현상을 막아주는 방어 작용을 말한다. 비타민A · C · E, 셀레늄, 코큐텐, 글루타티온, 요오드 등이 항산화를 돕는 영양소로 꼽힌다.

　일부 독소를 이용해서 우리 몸에 유익한 물질로 활용할 수 있는 것이 허브다. 쉽게 말하자면 한약의 재료가 되는 것이다. 그래서 척박한 환경에서 살아남는 식물들에 대한 유전 정보나 식물 영양소에 대한 의학적 연구가 매우 활발하게 이루어지고 있다. 지속적인 발견과 연구로 더욱더 기대되는 분야임이 틀림없다.

제

3

장

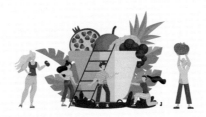

각 영양소의 역할과 상호 관계

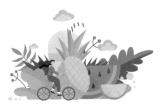

우리
몸의
영양소

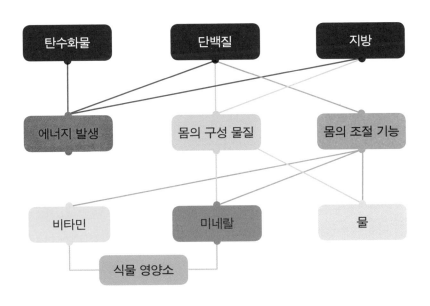

각 영양소가 하는 역할을 제시한 도표를 보면 탄수화물은 에너지를 만들어내는 것 외에 특별히 하는 일이 없다는 것을 알 수 있다. 그렇다고 안 먹어도 된다는 이야기는 아니다. 과다 섭취 시 중성지방으로 체지방이 늘어나는 원인이 되는데, 탄수화물이 부족하면 단백질과 지방이 탄수화물 대신 에너지로 사용되기도 한다.

단백질은 몸을 구성하는 데 중요한 물질이다. 또한 각종 비타민, 미네랄 등과 연합해 우리 몸의 기능을 원활하게 조절하는 중요한 영양소다.

지방에는 포화지방산과 불포화지방산이 있다. 포화지방산은 에너지를 내고 체지방을 만들며, 불포화지방산은 호르몬이나 세포막의 원료가 되고 두뇌와 눈의 구성 성분이 된다. 반드시 섭취해야 할 영양소다.

음식을 섭취하면 입에서 씹으면서 침과 함께 탄수화물을 분해할 수 있도록 소화액이 나온다. 잘게 분해된 음식물이 식도를 통해 위장으로 넘어가면 위장에서는 위산, 펩신, 뮤신 등을 분비해 잘 주물러 살균하고 단백질을 분해한다. 이어서 십이지장에서는 탄수화물, 지방, 단백질을 소화할 수 있는 효소들이 나오면서 소장에서 영양소를 흡수할 수 있도록 준비시킨다.

탄수화물과 단백질, 지방의 소화 산물은 심장으로 가는 길이 각기 다른데, 다음 그림과 같다.

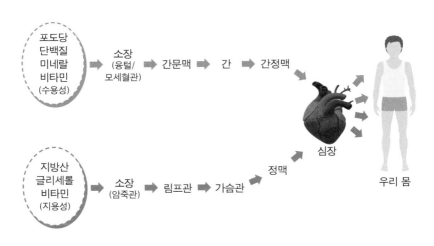

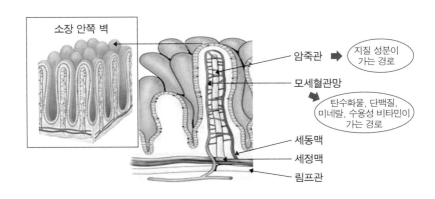

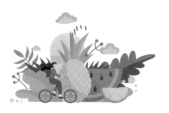

탄수화물의
대사 과정과
역할

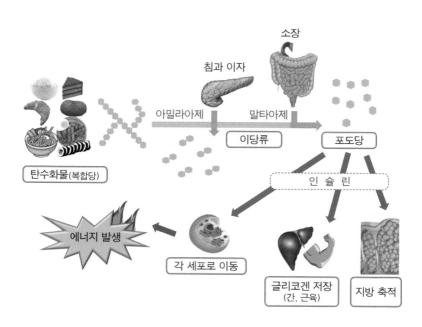

탄수화물은 우리 몸에서 에너지를 내는 데 가장 중요하고 많이 사용되는 영양소다. 1g에 4kcal의 열량을 가지고 있으며, 주로 밥, 떡, 빵, 감자, 고구마, 국수 등에 많이 함유된 한국인의 주식이다. 반드시 섭취해야 할 중요한 영양소이기는 하나, 과다 섭취해 에너지로다 사용되지 못하면 근육이나 간에 글리코겐으로 저장되었다가 일정 시간이 지나면 지방으로 변환된다. 이것을 중성지방이라고 한다.

탄수화물에 속하는 영양소 중에 식이섬유는 체내 소화효소로는 분해되지 않는 다당류의 일종이다. 파이버fiber 또는 셀룰로오스cellulose라고도 한다. 탄수화물을 어떤 식품으로 섭취하는 것이 좋은지는 그 식품에 식이섬유가 얼마나 함유되어 있는지에 따라 결정된다. 결국 식이섬유가 많이 함유된 야채, 잡곡류, 해조류, 견과류,

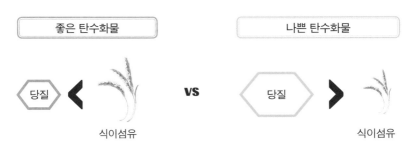

좋은 탄수화물		나쁜 탄수화물
당질 ◀ (식이섬유)	VS	당질 ▶ (식이섬유)

권장할 식품	조절할 식품	피해야 하는 식품
● 녹황색 채소 ● 아보카도 ● 버섯, 해조류 ● 낫또 ● 견과류(호두, 아몬드, 캐슈너트)	● 현미, 귀리 ● 과일 ● 감자, 고구마 ● 옥수수 ● 콩	● 설탕 ● 감미료(시럽, 과당, 인공감미료) ● 밀가루(국수 종류, 빵, 과자) ● 쌀가루(떡, 강정, 흰쌀밥) ● 전분류(고구마, 감자, 옥수수 등)

버섯류에 들어 있는 탄수화물은 우리 몸에 좋은 영향을 주고, 같은 탄수화물이라도 설탕, 인스턴트식품, 가공식품, 밀가루, 전분 등은 나쁜 질의 탄수화물로 건강에 좋지 않은 영향을 준다.

식이섬유의 종류와 역할

하루에 필요한 식이섬유를 보충하기 위해 반드시 먹어야 하는 양을 한번 살펴보자. 1g당 식이섬유가 많이 들어 있는 것이 검은콩으로, 100g당 26g을 가지고 있다. 100g의 분량은 종이컵 1.5컵 정도 분량이다.

그 외에 양배추는 큰 잎으로 6~8장, 표고버섯은 작지 않은 걸로 12개, 성인의 주먹만 한 찐 고구마로는 3개를 먹어야 해결된다. 1~2일 정도는 가능하겠지만 매일 권장량을 채우는 것은 쉽지 않을 것이다.

건강기능식품으로 식이섬유를 선택하려면 불용성과 수용성의 균형을 3대 1로 잘 맞춘 것이거나 수용성으로 되어 있는 것을 고르면 좋다. 식이섬유를 과다 복용하면 오히려 영양소 흡수를 방해할 수도 있으니 임산부는 반드시 섭취할 필요는 없다.

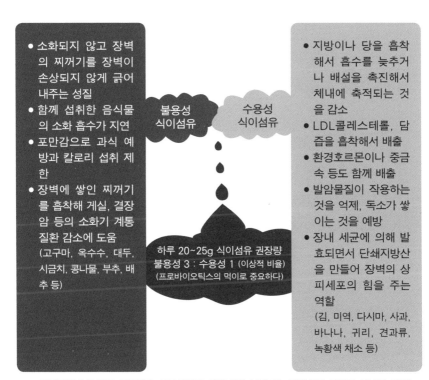

불용성 식이섬유
- 소화되지 않고 장벽의 찌꺼기를 장벽이 손상되지 않게 긁어내주는 성질
- 함께 섭취한 음식물의 소화 흡수가 지연
- 포만감으로 과식 예방과 칼로리 섭취 제한
- 장벽에 쌓인 찌꺼기를 흡착해 게실, 결장암 등의 소화기 계통 질환 감소에 도움
(고구마, 옥수수, 대두, 시금치, 콩나물, 부추, 배추 등)

수용성 식이섬유
- 지방이나 당을 흡착해서 흡수를 늦추거나 배설을 촉진해서 체내에 축적되는 것을 감소
- LDL콜레스테롤, 담즙을 흡착해서 배출
- 환경호르몬이나 중금속 등도 함께 배출
- 발암물질이 작용하는 것을 억제, 독소가 쌓이는 것을 예방
- 장내 세균에 의해 발효되면서 단쇄지방산을 만들어 장벽의 상피세포의 힘을 주는 역할
(김, 미역, 다시마, 사과, 바나나, 귀리, 견과류, 녹황색 채소 등)

하루 20~25g 식이섬유 권장량
불용성 3 : 수용성 1 (이상적 비율)
(프로바이오틱스의 먹이로 중요하다)

* 단쇄지방산은 짧은 지방산을 의미하지만, 지방에서 분해되는 지방산의 일종이 아니다. 지방과는 전혀 상관없는 야채, 과일, 곡물에 수용성 식이섬유가 미생물에 의해 발효되면서 생기는 물질이다. 이것은 장 건강뿐만 아니라 간, 심혈관, 뇌 기능에 좋은 영향을 주는 물질이다.

프로바이오틱스

우리 몸에는 세포 수보다 훨씬 많은 세균이 살고 있다. 일반적으로 피부, 입, 위, 소장, 대장 등에 살고 있고, 그중에 가장 많은 세균이 살고 있는 기관이 대장이다. 건강한 사람의 폐, 심장, 방광, 뇌, 뼈, 근육, 혈액 등에는 세균이 없다. 또 엄마의 배 속에 있는 태아에게도 세균이 없다. 엄마가 아기를 출산할 때 산도를 통해 아기가 나오면서 엄마의 몸에 있던 세균들이 옮겨가게 되고 모유 수유를 하면서도 장내 세균이 전해진다. 결국 아기는 태어나면서 엄마가 가지고 있는 장내 세균을 그대로 받아 평생 살아간다.

특히 임신과 수유를 해야 하는 가임기 여성들에게 장 건강관리가 중요하다. 엄마의 장 건강 상태에 따라 아기의 건강이 평생 좌우되기 때문이다. 이런 건강 정보와 지식을 일찍이 접해 평소 관리를 잘한다면 국민 건강은 전체적으로 눈에 띄게 향상될 것이라 믿는다.

장내 세균의 균형을 맞추는 것은 건강을 지키는 데 매우 중요하다. 하지만 우리의 식생활 환경이 도저히 장을 건강하게 지켜낼 수 없는 상태라는 것이 문제다. 그 때문에 많은 사람이 유산균 보충제를 하나둘 찾아 먹기 시작했다. 유산균의 선택 기준을 세워야 하는데 이때 유산균 수가 많은지 적은지, 균 종류가 몇 가지가 들어 있는지, 코팅이 있는지 없는지 등은 중요하지 않다. 이런 유혹에 엉뚱한 제품을 구매하게 되는 경우도 있다.

가장 먼저 봐야 하는 것은 유산균의 균주菌株를 책임지는 원료 회사다. 3대 기업으로 인정 받는 대표적인 회사는 다니스코Danisco, 크리스찬 한센Christian Hanse, 로셀Roselle이다. 유산균에 어떤 종류가 있는지 알기 위해서는 균속菌屬과 균종菌種을 살펴봐야 한다. SCI급 논문(톰슨로이터Thomson Reuters사에서 1960년대부터 세계에서 매우 훌륭한 연구 논문들을 모아 출간하는 수집 논문 책이다. 이곳에 실리면 객관적으로 좋은 논문임을 인정해준다)에 연구 자료가 올라와 있는, 확인된 균주인지를 확인하는 것이 중요하다. 균속, 균종, 균주의 의미는 쉽게 '한국 사람(균속), 홍씨(균종), 길동(균주)'처럼 설명할 수 있는데, 가장 중요한 역할을 하는 것이 균주다.

또 최근엔 코팅이 없어도 위산과 담즙산에 잘 견디고 장까지 살아남는 생존력이 뛰어난 균주가 발견되었다. 이 균주는 장에 잘 도달하면서도 장벽에 달라붙어 서식하는 능력인 점착력이 뛰어난데, 그런 종류가 사용되었는지를 살펴봐야 한다. 그래서 균주를 책임지는 원료 회사가 중요하다.

마지막으로 프로바이오틱스(유산균)만 들어 있는 것이 아니라 프로바이오틱스가 장에 도달한 후 증식할 수 있는 유산균의 먹이 프리바이오틱스가 함께 첨가되어 있는지를 확인하는 것이 필요하다. 프리바이오틱스는 프로바이오틱스가 장내에서 증식하는 데 영양분을 공급하는 성분으로 식이섬유, 플락토올리고당, 이눌린이 대표적인 성분이다. 프로바이오틱스와 프리바이오틱스를 적절히 배합한 신바이오틱스 유산균 제제를 선택해야 한다.

장내 세균은 유익균이 20%, 유해균이 20%, 중간균이 60%로 구성되어 있다. 중간균은 유익균이 우세에 있으면 유익균 쪽에, 유해균이 우세에 있으면 유해균 쪽에 가세하기 때문에 균형을 잘 맞춰야 한다. 장내 유산균은 면역세포인 T세포를 생성하고 행복 호르몬인 세로토닌의 90%를 생성한다. 또한 비만 세균 활동을 늦추고 지방 대사를 촉진하며 칸디다균 같은 곰팡이균의 증식을 억제한다.

유산균은 장 누수 증후군 개선에도 도움을 주기 때문에 그로 인해 나타나는 아토피나 건선 같은 피부 질환, 알레르기 개선에 대한 연구도 매우 활발하다. 또 간 기능 회복과 근육통, 소화기 증상, 전립선, 빈뇨(배뇨 횟수가 많아지는 증상)와 혈중 콜레스테롤 수치 저하에도 도움이 된다.

유해균이 우세에 있으면 비타민 등의 영양소를 흡수하는 데 방해를 받게 된다. 가공식품, 인스턴트식품, 항생제나 환경호르몬이 들어간 음식, 설탕이나 액상과당, 이스트, 밀가루의 글루텐 등이 유해균을 증식시키는 원인이 된다.

특히 항생제의 과용은 세균 균형을 심각하게 해친다. 아이들이 감기에 걸리면 병원에 가서 처방받은 항생제를 먹인다. 그러고 나면 그다음 찾아오는 수순이 장염이고 그것이 끝나면 면역력이 떨어져 중이염으로 이어지거나 폐렴으로 가는 경우를 흔히 보게 된다.

병원에서 처방받은 약이 항생제로 범벅이 되었다면 아이들의 장이 어떻게 될지 생각해보자. 감기에 항생제를 처방하는 나라는 우리나라밖에 없다. 여름에 생선회나 육류를 먹으면 바로 설사를 하게 되는 이유도 항생제로 키운 생선과 육류 때문이다. 혹시나 열이 날까봐 미리 해열제를 처방해서 먹이기도 하는데, 정말 가슴을 쓸어내리게 하는 일이다.

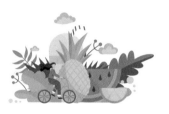

단백질의 대사 과정과 역할

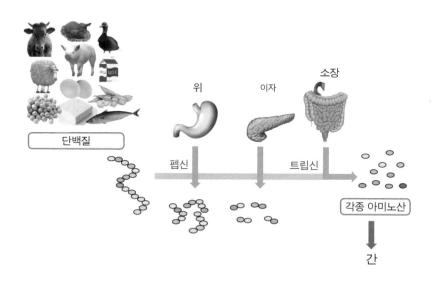

단백질

위
펩신

이자

소장
트립신

각종 아미노산

간

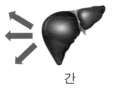

- 눈 수정체, 혈관, 잇몸, 피부 진피, 관절 연골, 뼈, 손발톱, 머리카락 등 조직의 콜라겐 구성 도움(비타민C와 결합)
- 각종 호르몬과 여러 효소 생성의 원자재 역할(각종 비타민, 미네랄과 합성)
- 면역, 항체, 혈액 응고 생성
- 혈구 생성(산소 및 영양소 운반)
- 체액 평형 유지
- 열량 섭취가 부족하면 에너지원으로 사용

간

단백질은 체내에서 합성이 안 되는 필수아미노산 9종과 체내 합성이 가능한 불필수아미노산 11종으로 나누어진다. 필수아미노산과 불필수아미노산 20종이 다 있어야만 단백질이 제구실을 완전하게 할 수 있다. 필수아미노산은 이소류신, 메티오닌, 트립토판, 트레오닌, 리신, 류신, 페닐알라닌, 발린, 히스티딘 등 9가지로, 체내에서 합성하지 못하기에 반드시 음식으로 섭취해야 한다. 불필수아미노산은 알라닌, 글라이신, 프롤린, 타이로신, 세린, 시스테인, 아스파트산, 글루타메이트, 아스파라긴, 글루타민, 아르지닌 등 11가지로, 체내에서 합성할 수 있다는 것일 뿐 중요하지 않다는 것은 절대 아니다.

단백질 합성과 흡수에서 필수아미노산 9종을 전부 함유하고 있는 식품을 섭취하는 것은 매우 중요하다. 그것을 전부 함유하는 단백질 식품을 '아미노산 스코어 100' 또는 'PDCAAS Protein Digestibility Corrected Amino Acid Score(단백질 소화율 교정 아미노산 점수) 1점'이라 한다. 또는 완전 단백질이라고도 한다. 아미노산 스코어는 필수아미노산 9종이 전부 들어 있을 때 100으로 표시하며, 1가지라도 안 들어 있거나 부족하게 들어 있으면 그 부족한 성분에 맞춰 점수가 결정된다. PDCAAS는 단백질의 품질을 결정하는 데 판단 기준이 되는 점수로, 1점이 최고 점수다. 1점을 받은 식품에는 카제인, 달걀흰자, 대두 단백질, 유청 단백질이 있다. 참고로 쇠고기는 0.92, 검정콩은 0.75, 땅콩은 0.52이다.

아미노산 스코어 100의 식품은 주로 동물성 식품에 많다. 그렇다고 육류를 섭취하는 것에 대해 긍정적으로 답할 수 없는 이유는 너무나도 많다. 안타깝게도 음식물 중 오염도가 심각한 공급원 중 하나가 동물성 단백질이라는 것은 영양과 환경 등에 관심 있는 사람들은 다 알 것이다. 그럼 단백질을 안심하고 먹을 수 있는 식품은 무엇일까? 다행히 식물성 단백질인 대두가 아미노산 스코어 100이다. PDCAAS 점수도 1.0을 가진 식품이기에 단백질 보충에 잘 활용할 수 있다.

그러나 하루에 필요한 단백질을 콩으로만 섭취하려면 너무 많은 양을 먹어야 하고 가격도 비싸기 때문에 효율성이 떨어진다. 따라서 동물성 단백질이 함유되지 않고 아미노산 스코어 100인 단백질 보충제를 선택하는 것이 현명하다.

대두 단백질은 분리 대두 단백으로 된 것이 좋다. 대두에는 좋은 질의 단백이 있지만 그 외에도 이소플라본이라는 식물성 여성 호르몬이라고 불리는 성분이 들어 있다. 갱년기 여성들에게는 필요한 물질이지만 성장, 발육, 근육 생성 등을 위해 섭취하기에는 적합하지 않아 이소플라본을 제거하고 단백질 성분을 취할 수 있도록 처리한 단백질을 일컬어 분리 대두 단백이라고 한다.

단백질이 부족할 때 생기는 증상

1. 손톱이나 모발이 푸석하고 약해진다. 그것은 섭취한 단백질이 우선순위에 따라 쓰이다 보니 좀처럼 모발까지 가기가 어렵기 때문이다.
2. 근육량이 줄어든다.
3. 브레인 포그Brain Fog 현상이 발생하며 우울감도 느낀다. 브레인 포그는 머리가 맑지 못하고 안개 낀 것처럼 멍한 상태가 계속되는 현상을 말한다.
4. 면역력 저하로 감기나 질병에 자주 노출된다.
5. 성장 발달이 둔화된다.
7. 부종이 생긴다.
8. 단 음식이 먹고 싶어진다. 단백질이 혈당을 안정적으로 유지시키는 기능을 하기 때문이다.
9. 탈모가 생긴다.

단백질 보충제로 섭취하면 좋은 이유

아미노산 스코어 100인 단백질은 동물성 단백질이 대부분이다. 과거와는 달리 현대의 가축(소, 돼지, 닭 등)들은 대부분 성장 촉진제, 항생제, GMO 옥수수로 만든 사료로 키워진다. 소, 돼지, 닭의 소산물로 나온 가공식품이나 달걀, 유제품 또한 같은 맥락으로 보면 된다.

게다가 고기 100g을 섭취하면 그중 단백질은 20%밖에 얻을 수 없고 나머지는 포화지방과 수분이다. 우리의 식습관을 보면 외식이나 회식에서 메뉴 선택이 주로 육류가 되다 보니 한꺼번에 많은 양의 단백질을 먹게 된다. 그렇게 먹은 단백질을 몸에 잘 보관했다가 쓰고 싶을 때 쓸 수 있는 것으로 생각하는 경우가 많다.

과거 우리의 조상들은 고기를 먹을 수 있는 기회가 아주 적었기 때문에 가끔씩 먹어주면 영양을 보충하는 데 도움이 될 수 있었다. 하지만 현대인의 식사 패턴에는 적용되지 않는 이야기다. 단백질은 한 끼 식사에 20~25g밖에 흡수되지 않고 나머지는 지방으로 전환되거나 배출되는데 그러면 콩팥에 부담을 주게 된다. 한꺼번에 많이 보충하는 것보다 매 끼니마다 적당량씩 섭취하는 것이 바람직하다. 특히 성장기 어린이들은 반드시 신경을 써서 보충해주어야 키와 두뇌 성장에 도움이 된다.

음식을 먹을 때 쌀밥만 먹는 것보다는 잡곡을 넣거나 콩을 넣어서 쌀의 부족한 영양 성분을 보충해서 균형을 맞추는 것처럼, 대두단백이 포함된 원료에 영양 균형을 잘 맞춘 아미노산 스코어 100인 단백질 보충제를 섭취하는 것은 아주 바람직하다.

대두로 만든 단백질 보충제를 고를 때에는 반드시 대두가 들어있는 여성 호르몬과 구조식이 비슷한 이소플라본 때문에 분리 대두 단백을 선택하는 것이 좋다. 왜냐하면 우리가 반드시 매일 섭취해야 하는 단백질은 어린이부터 노인까지 섭취해야 하는 필수 영양소이기 때문에 호르몬 균형에 영향을 주는 성분이 포함되는 것은 자칫 아이들에게 성조숙증을 유발할 수 있기 때문이다.

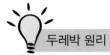

두레박 원리

필수아미노산은 9종이 흡수될 때 그중에 1개라도 모자랄 경우 함유된 아미노산 중 가장 낮은 함량의 성분에 맞춰 다른 성분들도 제대로 흡수되지 못하는, 그림과 같은 두레박 원리가 적용된다.

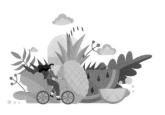

지방의 대사
과정과
역할

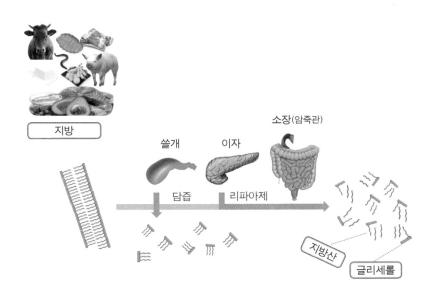

지방

쓸개

이자

소장(암죽관)

담즙

리파아제

지방산

글리세롤

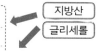

- 세포막의 구성 물질, 비타민과 호르몬의 원료
- 세포 내 영양 공급 원활
- 성호르몬, 부신피질호르몬의 대사 관여
- 체온 유지와 에너지 발생
- 망막, 두뇌의 구성, 중추신경계 구성
- 콜레스테롤 합성 원료

지방은 1g에 9kcal의 열량을 내는 에너지원으로 포화지방산과 불포화지방산, 트랜스지방 등 3종류로 나뉜다. 포화지방산은 실온에서 고체를 형성하는 지방으로 돼지의 비계, 코코넛 오일 등으로 탄소를 수소들이 감싸서 비교적 잘 산화되지 않는 안정적인 지방이다. 반면 불포화지방산은 비교적 불안정해 산화나 산패되기가 쉽다.

이러한 액체 상태인 식물성 지방에 첨가물을 넣어 안정적인 고체 지방으로 만든 것이 트랜스지방이다. 우리 몸에 들어오면 불포화지방이 있을 자리에 들어차 몸 밖으로 잘 배출되지 않기 때문에 각종 혈관 질환이나 암을 유발하기도 한다. 마가린, 쇼트닝이 대표적이다. 이것으로 만든 대표적인 식품으로는 케이크, 도넛, 튀긴 감자, 팝콘, 비스킷 등이 있다.

오메가6와 오메가3는 세포막을 구성하는 중요한 물질로 1:1이 가장 이상적인 비율이지만, 4:1 정도면 괜찮은 비율로 본다. 오메가3와 오메가6에는 움직이는 꼬리 부분의 활동성에 차이가 있다. 오메가3는 움직임이 활발하고 오메가6는 느려서 세포 안으로 통과시키는 물질 공급에 차이가 나서 대사 속도가 달라지게 된다.

지방의 종류	구분의 기준	종류	조리 방법
• 포화지방산(이중 결합 없음)	상온에서 고체 상태 유지(산화에 안정)	버터, 기ghee 버터, 코코넛 오일, 육류 기름	가열해서 섭취해도 안전
• 단일 불포화지 방산(탄소 1개 이중 결합)	상온에서 액체 상태(비교적 안정)	올리브유, 아보카도 오일, 견과류, 카놀라유(100% GMO)	높지 않은 온도에서 가열은 안정
• 다가 불포화지 방산(탄소 2개 이상 이중 결합)	오메가6: 상온에서 액체 상태(빛, 공기, 열에 매우 불안)	옥수수유, 해바라기씨유, 콩기름, 참기름	낮은 온도에서 단시간 가열
	오메가3: 상온에서 액체 상태(빛, 공기, 열에 매우 불안)	들기름, 생선 기름	낮은 온도라도 가열 금지
• 트랜스지방(인위 적으로 식물성 기름을 고체로 만듦)	상온에서 고체	마가린, 쇼트닝(과자, 빵, 치킨, 팝콘 등)	절대 섭취하지 말 것

　　그동안 오메가6 중 아라키돈산이 염증을 유발하는 좋지 않은 인자이기 때문에 배척해야 한다고 정의했다. 그런데 2018년 발표된 임상 연구 결과 여러 혈중의 오메가6 지방산 중 아라키돈산과 리놀레산 수치가 높은 사람들에게 심혈관 질환과 사망률이 가장 낮게 나타났다. 아라키돈산은 사람의 체내에서 생성할 수 없어 음식으로 섭취해야 하며 뇌 건강, 근육 생성, 신경 건강에 관여하는 물질이다. 특히 노화가 진행될수록 신경서서 섭취해야 하는 영양소

로 바뀌어가고 있다.

이것은 여러 가지 에이코사노이드로 변환되는데, 여기서 염증이나 통증 유발은 에이코사노이드(프로스타글란딘, 트롬복산, 류코트리엔)의 과잉이나 불균형 생산이 원인이라고 한다. 아라키돈산에 대한 연구가 지속적으로 발표되겠지만, 그동안의 오해는 식물성기름의 열에 의한 산패로 결과가 좋지 않게 나온 것으로 판단된다.

문제는 우리의 식습관이 서구화되어 오메가6가 많은 식물성 기름을 과다 섭취하고 있다는 것이다. 그리고 인스턴트식품이나 가공식품에는 옥수수 전분이 사용되고 있어 나 자신도 모르는 사이에 오메가6의 섭취량이 날로 증가하고 있다. 게다가 육류의 섭취가 과거 35년 전보다 4배가 증가했는데, 사료를 GMO 옥수수를 사용했기 때문에 오메가6와 오메가3의 섭취 비율이 108:1로 대폭 증가한 것이다.

그럼 오메가3가 많이 들어 있는 들기름을 엄청 먹어야 하는가? 아니면 등 푸른 생선을 매 끼니마다 엄청 먹어야 하는가? 들기름, 견과류, 아마씨유에 들어 있는 식물성 오메가3 알파리놀렌산Alpha Linolenic Acid은 우리 몸에 필요한 EPAeicosapentaenoic acid와 DHAdocosa hexaenoic acid가 없다. 알파리놀렌산을 먹으면 우리 몸에서 EPA와 DHA로 전환되어야 하는데, 그 비율은 개인마다 다른데다 성인은 약 8%, 아이들은 약 3~5%로 적기 때문에 매우 많은 양을 먹어야 한다는 것이다. 단, 아마씨유에서 얻을 수 있는 리그난이라는 성분은 여성호르몬과 연관이 있어 항암 효과가 있는 것으로 밝혀진 바 있다.

결국 오메가3의 EPA와 DHA를 섭취하고자 한다면 동물성 오메가3를 섭취해야 한다. 그렇다면 등 푸른 생선의 피시오일fish oil을 어떻게 섭취하는 것이 가장 현명할까? 가장 쉬운 방법은 질 좋은 오메가3 건강기능식품을 선택해서 먹는 것이다.

이 점에서 신경을 써야 하는 것은 원전이나 환경오염으로 오염된 생선을 원료로 사용한다면, 오메가3 영양제라고 해도 다 같은 것이 아니라는 사실이다. 어차피 작은 생선이든 큰 생선이든 중금속이나 미세플라스틱 오염에서 자유로울 수는 없다. 그 때문에 얼마나 까다로운 과정을 거쳐서 제조되는지를 검토하는 것이 매우 중요하다. 단순히 생선을 끓여서 기름을 짜내도 오메가3는 만들어질 것이다. 그러나 기름은 빛과 공기에 의해 쉽게 산패되기 때문에 그렇게 짜내는 기름은 가치가 없다.

제대로 된 오메가3는 자연이 잘 보존되어 있고 영양이 풍부한 바다에 사는 연어나 등 푸른 생선을 엄선한 후 공기의 접촉을 최소화한 진공 상태에서 제조해야 한다. 여기에 산화를 방지하는 천연 비타민E(디알파토코페롤)가 함께 들어 있는 것이어야 한다. 또한 검출되는 중금속과 세균이 기준치를 초과하지 않아야 하며 바다 생태계의 최상위 포식자인 물개, 물범, 상어 등은 선택에서 제외되어야 한다. 제조 과정의 이런 아주 까다로운 공정을 지켜냈는지가 매우 중요하다.

그래서 요즘 생태계의 가장 아래에 있다는 이유와 혈관을 깨끗하게 해준다는 인지질(몸에서 합성이 되기 때문에 필수적으로 섭취할 이유는 없는 영양소다)을 강조한 크릴새우가 뜨거운 인기를 끌고 있다. 엄청난 광고와 마케팅으로 판매하고 있지만, 몸에서도 만들어 내는 인지질과 아스타잔틴Astaxanthin의 붉은색은 과일과 채소에서도 얼마든지 취할 수 있는 영양소다. 오메가3도 있다고 하지만 어디서 얻었느냐가 아니라 어떻게 추출했느냐가 더 중요하다.

그리고 크릴오일 제품은 건강기능식품이 아니다. 보통 건강식품이라고 말하는 것은 일반식품이다. 건강식품과 건강기능식품은 차이가 크다. 검사를 받는 기준부터가 매우 다르다. 일반적으로 양파즙, 흑염소즙, 마늘진액, 가시오가피즙 등은 일반식품(건강식품)이다.

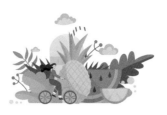

비타민의
종류와
기능

수용성 비타민

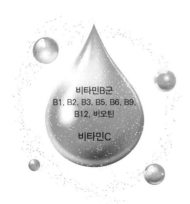

비타민B군
B1, B2, B3, B5, B6, B9,
B12, 비오틴

비타민C

물에 쉽게 녹고,
체내에 저장되지 않는 비타민

지용성 비타민

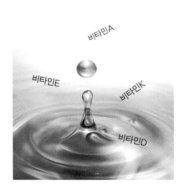

비타민A

비타민E

비타민K

비타민D

지방에 녹으며,
지방 조직이나 간에 저장되는 비타민

수용성 비타민의 종류와 기능

비타민B군

B1(티아민)

역할 : 탄수화물 대사에 깊이 관여하므로 탄수화물 섭취 1,000kcal당 0.5mg의 비율로 소모된다. 성장을 촉진시키고 정신을 맑게 한다. 신경조직, 근육, 심장의 정상 활동을 돕는다.

결핍 : 식욕 저하, 체중 감소, 무기력증, 소화기 통증, 단기 기억 상실, 손발 저림 등의 증세가 나타난다. 신경이 불안해지고 근육 무력과 맥박이 느려지며 산화 과정 중 부족하면 젖산과 피루브산 같은 산성 물질이 축적되어 피로감과 통증의 원인이 된다.

함유 : 보리, 콩, 땅콩, 현미, 잡곡류, 견과류 등.

B2(리보플라빈)

역할 : 탄수화물·지방·단백질 대사에 관여해 성장과 피부 재생을 돕는 비타민이다. 손발톱, 머리카락을 만들어준다. 눈의 피로를 줄이고 시력 증진에 도움을 준다. 열과 산에 비교적 강하다.

결핍 : 구내염, 입술·생식기·피부 등의 염증, 갑상선 기능 저하, 시력 저하, 기능 장애를 유발한다.

함유 : 녹황색 채소, 맥주 효모, 우유, 치즈, 달걀 등.

B3(니아신)

역할 : 에너지 대사와 신경 전달, 지방 대사(LDL과 중성지방 수치 감소)에 관여한다. 건강한 피부와 소화관, 신경 시스템을 적절히 기능화한다. 심한 편두통에 효과가 있고 혈관 확장 기능이 있어 혈압 강하에도 도움이 된다. 성호르몬 합성에 반드시 필요한 성분이며 특히 알코올 대사 중 아세트알데히드 분해 촉진에 도움이 된다. 필수아미노산 중 트립토판의 일부가 간에서 니아신으로 전환된다.

결핍 : 구내염, 신경과민, 만성 두통, 소화 장애, 불면, 건망증, 설사, 설태, 피부염, 무력증, 빈혈 등을 유발한다.

함유 : 소의 간, 붉은 고기, 맥주 효모, 콩, 팥, 달걀, 아보카도, 딸기 등.

B5(판토텐산)

역할 : 지방이나 당을 에너지로 전환하는 데 필수 요소다. 포도당 신생 합성(GNG: 포도당을 만드는 대사 경로)과 스테로이드 합성, 헴heme 합성에 필수 요소다. 세포 형성과 세포의 정상적인 성장을 돕는다. 중추신경계의 발달에 관여해 부신이 정상 기능을 할 수 있도록 돕는다.

결핍 : 저혈당, 빈혈, 혈액과 피부 생성 장애.

함유 : 닭고기, 녹색 잎 채소, 간, 염통, 정제하지 않은 곡류, 겨, 맥주 효모 등.

B6(피리독신)

역할 : 아미노산 대사에 필수 요소로 적혈구를 만드는 데 보조 역할을 하며, 신경 전달계 기능에 도움을 준다. 항체·적혈구 생성에 필수 성분이다. 각종 신경·피부 질환을 예방하며 근육 경련이나 팔다리 마비 완화와 이뇨작용 등에 도움을 준다. 트립토판이 니아신으로 일부 전환하는 데 도움을 주며, 동맥경화를 예방하고 호모시스테인의 분해 작용을 한다. 갑상선호르몬의 생산·분비 조절과 마그네슘·셀레늄·아연 흡수에 도움을 준다.

결핍 : 빈혈, 지루성 피부염, 설염, 불면증, 신경 불안, 초조, 두통, 근육 경련, 혈중 호모시스테인 수치 증가 등을 유발한다. 트립토판이 대사할 때 비타민B6가 부족하면 크산투렌산이라는 대사산물이 나오는데, 이것이 일부 인슐린과 결합해 당뇨병을 유발한다.

함유 : 달걀, 쇠고기, 우유, 간, 염통, 맥주 효모, 멜론 등.

B9(엽산, folic acid)

역할 : 적혈구 형성에 필수 요소로 단백질과 당 대사에 도움을 준다. DNA, RNA(세포 안에 있는 유전 정보 물질) 생산과 세포 증식에 중요한 역할을 한다. 빈혈을 예방하고 식욕을 증진시키며 피부가 건강해지도록 돕는다. 독소인 호모시스테인 분해 작용과 젖의 분비 촉진 등에 도움을 준다. 임신 즉, 수정이 된 후 세포분열을 할 때 배아 조직과 신경관 형성에 필수 성분이라 임신 전부터 섭취하는 것이 중요하다.

결핍 : 태아의 언청이 등 기형 발생 위험이 증가한다. 탈모, 심한 피부 질환, 피로, 우울증, 습관성 유산 등을 유발할 수 있다.

함유: 짙은 녹색 야채, 소의 간, 달걀노른자, 살구, 호박, 아보카도, 인삼, 콩류 등.

B12(코발라민)

역할 : 적혈구 형성에 필수 요소다. 호모시스테인을 시스테인으로 전환시킨다. 어린이의 식욕 증진과 성장 촉진, 체력 증진에 도움을 주고 탄수화물·지방·단백질의 체내 활용을 촉진하며 기억력과 집중력에도 좋다.

결핍 : 악성빈혈, 체중 감소, 무기력, 우울, 치매, 알츠하이머, 요실금 등을 유발한다.

함유 : 간, 쇠고기, 돼지고기, 대하, 달걀, 우유, 치즈, 콩, 팥 등.

비오틴(비타민H)

역할 : 모발, 피부, 손톱 건강에 관여하며 3대 열량 영양소의 대사 과정에서 효소나 조효소 역할을 수행한다. 혈당 관리에 도움을 주며 임산부나 수유부에게 중요하다.

결핍 : 모발 건강을 악화시키고 피부 발진, 설염, 손톱 깨짐 현상 등을 유발한다.

함유 : 달걀노른자, 돼지의 간, 땅콩, 맥주 효모, 현미, 정어리, 콩 등.

비타민C

비타민C는 거의 대부분의 동물들은 자체 합성이 되어 따로 비타민C를 섭취하지 않아도 된다. 그러나 사람과 일부 원숭이, 기니피그, 박쥐 등은 자체 합성이 되지 않아 반드시 외부에서 공급을 받아야 한다. 그래서 사람은 반드시 음식으로 섭취해야 하는 중요한 필수 영양소 중의 하나다. 비타민C가 우리 몸에서 하는 역할은 셀 수 없이 많은데 하나씩 알아보도록 하자.

역할

- 면역 항체 증가와 면역반응을 증진한다.
- 콜라겐 합성 : 신체 조직 복구나 상처 회복에 필요한 물질을 공급한다.
- 항산화 작용 : 비타민A, 비타민E, 불포화지방산의 산화 방지로 혈관 내 유해산소를 중화한다.
- 호르몬 분비 조절 : 호르몬의 산화 방지와 생합성을 촉진한다.
- 간 해독과 세포 해독 기능에 도움을 준다.
- 아미노산 대사에 관여해 도파민, 세로토닌 등 신경전달물질을 생성한다.
- 부신 건강 증진과 코르티솔(부신피질호르몬, 에너지 대사와 염증·면역을 담당하는 호르몬), 아드레날린(에피네프린, 부신수질호르몬)과 노르아드레날린(노르에피네프린, 부신수질호르몬)을 만

드는 데 도움을 준다.

- 동맥에서 주로 생성되는, 혈관 확장에 중요한 물질인 산화질소 생산을 강화한다(산화질소는 동맥 내에 단 10초만 없어도 모든 세포가 괴사할 정도로 중요한 물질이다[제6장 고혈압과 고지혈증 참조]).
- 암세포로부터의 보호와 암세포 파괴에 관여한다.
- 철분과 아연의 흡수에 도움을 준다.
- 신체에 쌓인 독성 미네랄(브롬, 불소, 염소 등)이나 환경호르몬을 중화한다.
- 장내 유산균 증식에 도움을 준다.
- 밀가루에 많은 글루텐에 의한 염증 감소와 알레르기 감소에 도움을 준다.
- 산화 손상으로부터의 DNA를 보호하고 멜라닌 색소 합성을 억제해 기미, 주근깨 등을 예방한다.
- 지방 대사를 촉진한다(L-카르니틴 생합성에 필수 영양소다).

결핍

- 초기에는 무증상이지만 무기력, 피곤, 전신 피로감, 두통, 우울감이 온다.
- 피부가 건조해지고 푸석해진다.
- 호흡곤란, 오심, 변비, 식욕 감퇴, 월경불순, 뼈나 관절의 통증을 유발한다.
- 감기에 쉽게 걸리고 바이러스에 대한 저항력이 약해진다.

- 담석증에 노출되기 쉽다.
- 대사 속도가 저하되어 체중이 증가하고, 반대로 체중이 쉽게 감소하기도 한다.
- 철분의 흡수를 도울 수 없어 빈혈이 생긴다.
- 부신피로증후군에 쉽게 노출된다(우리 몸에서 부신은 비타민C를 가장 많이 필요로 하는 장기다).
- 치은염을 유발하거나 잇몸에서 피가 난다.
- 멍이 쉽게 들고 상처 치유가 더디다.

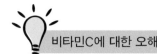

비타민C에 대한 오해

비타민C를 많이 섭취하면 소변으로 배출되기 때문에 많이 섭취하는 것은 아무 소용없는 일이라고 말한다. 배설되는 것에만 초점을 두었기 때문에 그렇게 이야기할 수 있는데 그것은 오해다. 콩팥에서 혈액의 노폐물을 걸러내는 과정에서 비타민C를 다시 잡아두는 근위세뇨관에 조절 장치가 있기 때문이다.

그 장치의 이름을 SVCT-1Sodium-dependent Vitamin C Transporter-1이라고 하는데 이 비타민C 수용체는 소변 속에 들어 있는 활성산소가 방광을 지속적으로 공격할 때 그 공격으로부터 방광과 요로를 보호한다. 그래서 비타민C가 섞여 들어갈 수 있으며, 소변에서 비타민C가 발견되는 것이다. 이것은 최근 이왕재 박사가 비타민C의 효능에 대해 새롭게 발견한 내용이다.

함유

아세롤라체리에 1g당 가장 많이 함유되어 있으며, 레몬, 오렌지, 브로콜리, 검은 건포도, 양배추, 시금치, 감귤류, 딸기, 피망, 고추, 토마토, 크랜베리, 감자, 라즈베리, 블루베리, 파인애플 등에 함유되어 있다.

지용성 비타민의 종류와 기능

비타민A

비타민A는 상피세포, 즉 점막의 건강과 정상적인 성장·발달, 세포분열, 정상적인 면역반응에 중요한 역할을 하는 항산화 비타민 중 하나다. 여기서 점막이라 함은 외부와 직접 맞닿아 있는 신체기관들의 내벽을 덮고 있는 부드러운 조직을 말한다. 피부, 눈, 코, 귀, 위, 장, 자궁은 모두 점막으로 되어 있다고 생각하면 된다.

역할
- 세균 감염에 대한 1차 면역력을 강화할 수 있다.
- 야간에 시력이 약해지는 현상과 약시에 도움을 준다.
- 피부와 점막을 보호하므로 안구건조, 눈이 시리고 눈물이 나는 현상, 푸석한 피부에 도움을 준다.

- 정상 상태의 조직을 구성한다.
- 망막의 색소층을 형성한다.
- 고환이나 난소의 기능을 강화한다(정자 생성에 도움을 준다).
- 피부, 모발, 치아 등의 성장과 분화를 촉진한다.

과잉

- 식물성 비타민A는 과다 섭취해도 부작용이 없지만, 흡수율이 떨어질 수 있다.
- 동물성 비타민A(동물의 간)는 부작용이 많으므로 주의가 필요하다.
- 불임, 피부 벗겨짐, 피부 발진, 탈모 등을 유발할 수 있으며, 흡연자는 폐암을 유발할 수도 있다.

결핍

면역 저하, 피부 질환, 안구건조, 성장 미숙, 야맹증 등을 유발한다.

함유

녹황색 채소, 과일, 토마토, 달걀, 유제품, 간, 지방이 많은 생선 등.

비타민D

비타민D는 면역 비타민이라는 별명이 있을 정도로 면역에 중요한 역할을 한다. 또 피부에 자외선을 받으면 콜레스테롤에서 만들어내기도 한다. 문제는 자외선을 쬐면 피부 노화의 원인이 된다는 이유로 자외선 차단제 등을 바르기 때문에 비타민D의 합성을 자연적으로 하기에는 어려움이 있다.

그래서 식품으로 섭취하면 좋지만 흡수율 등 효율 면에서 건강기능식품으로 보충해주는 것이 매우 효율적이다. 미국 하버드대학에서 발표한 음식 피라미드에서도 대부분의 사람들에게 매일 종합비타민과 비타민D의 영양제를 추가로 섭취할 것을 권장하고 있다는 것은 대단히 고무적인 일이다.

역할

- 칼슘 대사를 조절해서 체내 칼슘 농도의 항상성을 유지한다 .
- 뼈 건강에 깊이 관여한다(소장에서 칼슘 흡수를 유도하고 뼈 칼슘 유출을 막고 재흡수에 도움을 준다).
- 세포가 증식하고 분화할 수 있도록 조절한다.
- 면역과 암 예방에 중요한 역할을 한다.
- 신호 전달 물질을 관리한다(정신질환에 영향을 미친다).

과잉

식욕부진, 구토, 설사, 고칼슘혈증으로 이어지면서 급성·만성 신부전의 주원인이 된다.

결핍

- 유방암, 전립선암, 폐암, 대장암 등 각종 호르몬과 관련된 암을 유발한다.
- 구루병, 근육통, 충치, 골다공증 등 칼슘 부족으로 인한 질병이 동반될 수 있다(구루병은 뼈 형성에 이상을 주는 병으로 꼽추나 척추측만, O자·X자 다리의 원인이 되기도 하는 병이다).
- 우울증, 기억력 감퇴, 치매, 정신분열, 불면증, 편두통 등을 유발한다.
- 면역력이 약해져 감기에 쉽게 노출될 수 있다.

함유

목이버섯, 연어, 고등어, 정어리, 참치, 대구간유, 간, 표고버섯, 달걀, 유제품 등.

비타민E

강력한 항산화제 비타민E는 LDL콜레스테롤의 산화를 억제하

고 세포막을 구성하는 불포화지방산의 산화를 방지한다. 각종 발암
물질과 독소로부터 인체를 지켜주고 적혈구 보호, 햄heme 합성, 혈
소판 응집에 관여한다. 노화 방지와 임신을 돕는 비타민으로 신진
대사나 항암 효과를 준다.

역할
- 유해산소를 제거해 효소 기능을 촉진한다.
- 암, 알츠하이머, 심장질환, 만성 염증 등의 개선을 돕는다.
- 혈관 확장과 혈액응고 방지에 도움을 준다.
- 저밀도 콜레스테롤의 산화를 방지한다.
- 관절염이나 피부염에 유익한 도움을 준다.
- 섬유낭성 유방 질환에 도움을 준다.

과잉
설사와 피로감을 유발하며 출혈 증상이 나타나기도 한다.

결핍
피부가 건조해지고 근육통, 현기증, 면역 저하, 불임, 노화 등을
유발한다.

함유
녹황색 채소, 견과류, 토마토, 감귤류, 면실유·콩기름·옥수수유

등 식물성 오일, 키위, 브로콜리, 현미, 호박 등.

비타민K

비타민K는 혈액응고에 중요한 작용을 하면서 뼈 형성과 심장 건강에 깊이 관여한다. 비타민K는 장내 세균에 의해 생성될 수 있지만 항생제를 오랜 기간 먹거나 장내 염증 질환, 과민성대장증후군 등의 장 질환이 있는 경우는 생성을 못하게 된다. 비타민K의 종류는 크게 K1, K2, K3가 있다.

1. K1 : 필로퀴논. 혈액응고에 도움을 준다.
2. K2 : 메나퀴논. 뼈와 심장 건강, 골다공증에 효과적인 도움을 주며, 동맥경화의 원인이 되는 칼슘 침전물 제거를 돕는다.
3. K3 : 메나디온. 유익하지 못한 합성이 될 수 있다. 세포막에 산화적 손상을 유발할 수 있다는 보고가 있다.

역할

• 뼈와 치아로 칼슘을 보내 뼈를 형성하고 칼슘이 재흡수하도록 하는 단백질을 활성화하는 데 중요한 역할을 한다.
• 혈전(피 찌꺼기, 피떡)을 형성하는 단백질을 활성화하기 때문에 혈액응고에 도움을 준다.
• 뼈를 만드는 대사 작용과 심장 건강 유지에 도움을 준다.

- 동맥경화의 플라크를 제거하는 데 중요한 물질이다(유일하다고 볼 수 있다).
- 동맥경화의 원인인 칼슘 침전물을 제거하는 단백질을 활성화하는 데 관여한다.
- 골다공증에 칼슘, 비타민D, 비타민A와 함께 매우 중요한 역할을 한다.

과잉

임산부나 수유부는 RDA(권장섭취량, 병에 걸리지 않을 정도의 최소섭취량) 0.065mg보다 과다 복용 시 의사와 상담해야 한다.

결핍

알츠하이머, 제2형 당뇨, 골다공증, 심부전, 관상동맥 질환 등을 유발한다.

함유

생청국장 등 발효식품, 케일, 시금치, 자연 방목으로 자란 암소의 우유로 만든 치즈, 생버터, 요구르트, 올리브, 아보카도 등.

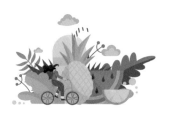

미네랄의
종류와
기능

미네랄은 인체의 4% 정도를 차지하는 구성 물질로, 몸에서 합성되거나 생성되지 않기 때문에 반드시 음식으로 공급해주어야 하는 필수 영양소다. 우리 몸에서 필요한 양은 아주 적지만 그것이 충족되지 않았을 때는 각종 이상이 나타나게 된다. 미네랄의 종류에는 다량 미네랄과 미량 미네랄이 있다.

다량 미네랄은 하루에 필요한 양이 100mg이 넘는 미네랄이다. 칼슘Ca, 마그네슘Mg, 인P, 나트륨Na, 칼륨K, 유황S 등이 있다. 미량 미네랄은 하루에 필요한 양이 100mg 미만인 미네랄이다. 철분Fe, 구리Cu, 아연Zn, 셀레늄Se, 요오드I, 망간Mn, 크롬Cr, 몰리브덴Mo 등이 있다.

　칼슘은 천연 신경안정제라는 별명이 있다. 우리 몸에서 99%가 치아와 뼈에 존재하고 나머지 1%가 혈액, 신경, 세포에 존재한다. 칼슘은 몸에 많이 필요하다는 인식 때문에 음식이나 영양제 등으로 섭취할 기회가 많다. 하지만 섭취하는 것이 중요한 것이 아니라 어떻게 흡수시킬 것이냐가 훨씬 더 중요하다. 칼슘 부족이 골다공증을 유발한다는 단순한 이론만으로 접근한다면 건강을 위해 내 몸에 한 일이 자칫 헛수고가 될지도 모른다.

　칼슘이 우리 몸에서 흡수되고 신체 활용도를 높이도록 돕는 마그네슘, 비타민K2, 비타민D, 비타민C, 비타민E, 여성호르몬 등이 반드시 필요하다. 세포 안의 칼슘과 세포 밖에 있는 칼슘이 시소처럼 균형을 맞추는 데 중점을 두어야 한다. 칼슘 흡수가 충분히 안 되면, 이 균형이 제대로 맞지 않기 때문에 질병이 오는 것이다.

역할

- 골격의 중요한 구성 물질이다.
- 근육이나 신경 등 세포와 세포 간에 신호를 전달하는 역할을 한다.
- 근육을 수축시키는 주된 역할을 한다(이완 작용을 하는 마그네슘과 2:1 비율을 유지하지 못하면 마비 증상이나 경련 등이 온다).
- 중금속이 뼈에 침착하는 것을 억제한다.

- 면역에 관여하고 골수에서 백혈구를 만드는 데 도움을 준다.
- 혈액의 pH 항상성을 유지한다(pH 7.2~7.4).
- 정신적인 불안, 불면증, 주의산만, 짜증 등 정신적 장애에 도움을 준다.
- LDL콜레스테롤의 감소와 HDL콜레스테롤의 증가를 도와 심장질환이나 뇌졸중에 도움을 준다.
- 철분의 흡수를 방해하기 때문에 함께 섭취하는 것은 효율적이지 않다.

과잉

- 대부분 칼슘 과잉은 섭취를 많이 해서라기보다 오히려 칼슘 부족으로 생기는 현상이다. 뼈에서 빠져나온 칼슘의 이동을 돕는 영양소가 부족하거나 갑상선, 부신 등의 호르몬 균형 이상으로 혈액으로 흘러나온 칼슘이 재흡수되지 못하고 떠다니다가 문제를 일으키는 경우가 대부분이다.
- 연한 조직에 칼슘이 축적되면 관절염, 오십견, 인대 염증, 요로결석, 담석, 뇌졸중이 올 수 있다.
- 칼슘 부족으로 생기는 일시적인 과잉 현상을 보고 혈액 검사만으로 칼슘 과잉이라 진단하는 것이 문제다.
- 변비, 콩팥 손상, 부정맥, 피로 등을 유발한다.

결핍

- 고혈압, 동맥경화로 이어질 수 있다.
- 세포가 정상적으로 사멸할 수 없어서 암에 걸릴 확률이 높아진다.
- 인슐린 수용체를 막아 당뇨를 일으킬 수 있다.
- 성장, 발육에 지장을 초래한다.
- 면역에 문제가 생기며 효소의 활성화를 늦춰 여러 가지 질병에 노출될 수 있다(147종 보조 효소 역할을 한다).
- 골다공증, 골연화증을 유발할 수 있다(특히 염증 수치가 높은 사람들은 더 심할 수 있다).
- 우울증, 피로감, 근육 경련, 잇몸질환, 생리통, 혈액응고 등을 유발한다.

함유

케일, 브로콜리, 무화과, 연어, 정어리, 시금치, 다시마 등.

마그네슘

우리 몸에서 칼슘의 균형 있는 흡수와 이동에 매우 중요한 역할을 하는 미네랄이다. 에너지를 생성하고 지방과 단백질의 합성에 관여한다. 300여 개의 효소 작용에도 관여한다. 칼슘은 근육을 수축시키지만 마그네슘은 근육의 이완을 관장한다. 혈관에서 혈액 이동, 장기의 연동운동, 근육의 운동 작용, 심장 운동 등의 중요 작용이 인체 내에서 일어나기 때문에 없어서는 안 된다.

역할

- 세포분열과 성장을 위해 필요한 단백질 합성에 도움을 준다.
- 근육의 활동과 신경계 조절에 중요한 역할을 한다(이완 작용).
- 세로토닌과 뇌신경전달물질을 배출해 우울감을 해소한다.
- 칼슘과 함께 건강한 뼈 형성에 매우 중요하다.

과잉

설사를 유발시키는 경우가 있다.

결핍

- 가공식품은 마그네슘의 함량을 대폭 줄이며, 음식을 조리할 때 끓이거나 얼리면 마그네슘의 함량이 소실된다. 또한 이뇨제, 항생제, 피임약, 제산제는 마그네슘의 흡수를 저해하는 원인이 된다.
- 우울증, 불안, 공황발작, 불면증 등을 유발한다.
- 천식을 유발한다(폐와 기도의 근육을 이완시킨다).
- 심장마비, 부정맥, 고혈압, 당뇨 등을 유발한다.
- 변비, 근육 경련, 눈 밑 떨림 등을 유발한다.

함유

다시마, 아몬드, 캐슈너트, 호두, 아보카도, 바나나, 땅콩, 진한 녹색 채소 등.

인

세포막의 구성 성분으로 세포에 필요한 물질을 흡수시키고 필요 없는 물질을 배설시키는 중요한 기능을 한다. 혈액 내에서 지방과 결합해 인지질을 만든다. 콩팥에서 노폐물을 제거할 때 사용되고 비타민B군과의 결합으로 여러 가지 일을 한다. 그러나 각종 음료수나 가공식품의 첨가제로 사용되고 있어 과량 섭취는 심각한 문제가 된다. 인은 칼슘과의 균형을 맞추고 나머지 양은 몸 밖으로 배출시켜버리기 때문에 칼슘 결핍과 혈액의 산성화가 초래된다.

역할

- 칼슘과 함께 골격 구성, 신체 구성에 도움을 준다.
- 체액의 pH 평형 유지에 도움을 준다.
- 몸 안의 중요한 생화학 반응에 이용되며 3대 영양소의 이용률을 높여준다.
- 에너지 대사에 관여하고 근육의 수축, DNA와 RNA의 구성 성분으로 세포분열과 유전에도 관여한다.

- 신경전달, 호르몬 분비에 관여한다.
- 세포막, 핵 등의 구성 요소로 지방의 운반이나 흡수 등에 관련이 있는 인지질의 원료가 된다.

과잉

부갑상선호르몬에 이상을 가져오거나 심혈관계 질환, 뼈 질환(골다공증) 등을 유발한다.

결핍

- 신경계, 근육, 골격, 혈액, 콩팥 등에 해로운 영향을 미치며 식욕 저하, 근무력증, 골연화증, 뼈 통증 등의 증상을 유발한다.
- 식욕부진, 흥분, 피로, 호흡의 불규칙, 체중 변화 등을 유발한다.

함유

일반적인 가공식품, 인스턴트식품에 다량 함유되어 있으며, 콩과 식품, 육류, 닭고기, 생선, 씨앗, 곡물 등에 많다.

나트륨

우리가 매일 먹는 음식에는 소금인 염화나트륨$NaCl$이 첨가되어 있다. 염화나트륨은 나트륨Na과 염소Cl가 4:6의 비율로 구성되어 있다. 혈액, 세포액, 골격 등에 존재하며 다양한 기능을 하는 우리 몸에서 없어서는 안 될 영양소지만, 과잉 섭취했을 때 여러 가지 기능에 문제를 일으키게 된다.

역할
- 우리 몸의 수분과 전해질의 균형에 관여하고 삼투압을 유지해준다(주로 세포 밖의 수분량을 조절한다).
- 혈액의 pH를 약알칼리성으로 유지해준다.
- 위, 담즙, 췌장액, 장액 등 소화액의 재료로 소화 흡수에 도움을 주며, 산소 운반 작용에 필수적인 역할을 한다.
- 정상적인 근육의 운동과 뇌의 신경 정보 전달에 도움을 준다.

과잉
- 고혈압을 유발(체액의 삼투농도를 증가시켜 혈액의 부피를 불리기 때문)하고 심혈관계 질환을 야기한다.
- 짜게 먹으면 위 점막의 점액층이 파괴되어 위염, 소화불량, 설사, 각종 염증과 궤양이 발생할 수 있다.
- 나트륨이 배출될 때 칼슘도 함께 배출되어 골다공증의 원인이 되고 신장결석의 위험성이 높아진다.
- 과다 섭취 시 콩팥과 혈압에 영향을 주어 단백뇨가 증가하고 콩팥에 동맥경화를 초래해 신부전의 원인이 된다.

결핍

소화 장애와 혈압 저하를 유발하며, 전해질의 밸런스가 깨져 정신 혼미, 구토, 마비 등을 유발한다.

함유

염장식품이나 가공식품에 많이 들어 있고, 가공한 정제소금은 건강에 좋지 않으므로 천일염을 권한다.

칼륨

세포 밖의 수분량은 나트륨이 조절하고, 세포 안의 수분량은 칼륨이 조절한다. 칼륨은 쉽게 세포막을 통과한다. 칼륨은 비집고 들어가려는 성질이 있어 칼륨 이온이 2개가 들어갈 때 나트륨 이온이 3개가 밀려나와 배출된다.

나트륨은 친수성親水性, 칼륨은 소수성疏水性이어서 나트륨과 칼륨은 서로 시소처럼 균형을 잘 맞춰야 한다. 미국국립보건원NIH은 나트륨 양을 무조건 줄이는 것도, 칼륨 양을 무조건 늘리는 것도 안 되며 나트륨과 칼륨의 비율은 1:2 정도로 맞출 것을 제시했다.

역할
• 신경 전달 자극과 근육의 수축 작용에 관여한다.

- 콩팥 기능에 중요한 역할을 한다.
- 세포 안의 칼륨은 여러 효소 형성의 기폭제 역할을 한다.
- 나트륨의 배출을 돕는다.

과잉

손발 저림, 근육마비, 우울, 당뇨, 정신 혼란, 신경질 등을 유발한다.

결핍

- 근육통, 경련과 피곤함을 야기하며, 근육 약화, 저림, 마비 증상이 온다.
- 부정맥, 호흡곤란, 가슴 통증, 고혈압 등을 유발한다.
- 콩팥 구조와 기능에 문제가 발생한다.
- 갑상선호르몬에 세포가 적절한 반응을 못한다.
- 부신 기능을 저하시키고, 알레르기와 피로를 유발하며, 단것을 계속 찾게 된다.

함유

아보카도, 시금치, 브로콜리, 샐러리, 근대, 바나나, 배, 키위, 양파 등.

유황

　유황에는 광물성, 동물성, 식물성이 있다. 광물성은 성냥이나 화약으로 쓰이고, 동물성은 녹용·웅담·사향에 많이 들어 있고, 식물성은 산삼·인삼·쑥·오가피·마늘·양파·삼채·겨자·달래 등에 들어 있다. 하루 필요량을 채우기 위해서는 엄청난 양을 먹어야 한다. 우리 몸에는 최소 1,500mg이 필요하나 보통 30~40mg 정도밖에 섭취하지 못해 보충제를 통한 섭취가 절대적으로 필요하다.

역할

- 단백질 중 메티오닌과 시스테인을 합성할 때 반드시 필요한 성분이다. 글루타티온(우리 몸의 모든 세포, 조직, 기관에서 활성산소와 독소의 공격으로부터 지켜주는 간에서 만들어내는 아주 중요한 항산화 물질) 생성과 연결된다.
- 젖산 축적 감소, 관절과 근육 건강에 도움을 준다(통증과 염증 완화, 터널증후군, 관절류머티즘 등).
- 콜라겐과 엘라스틴 생성에 관여한다(피부 노화 방지, 피부 질환 개선, 모발 건강, 발모 촉진).
- 항산화와 해독 작용을 한다(글루타티온을 생성할 때 없어서는 안 될 물질). 중금속(수은, 알루미늄)을 제거한다.
- 소화계에 도움을 준다(변비, 속 쓰림, 위염, 장 누수 등).
- 심혈관계와 혈액순환 개선에 도움을 준다.

- 피부, 모발, 손톱의 건강에 도움을 준다.
- 신경계(집중력 증대, 편두통, 코골이, 과도한 스트레스 등)에 관여한다.
- 면역계(알레르기, 자가면역질환, 감기, 독감 등)에 관여한다.
- 대사(당뇨, 운동 후 피로, 인슐린 저항성 등)에 관여한다.

과잉
특별한 부작용은 없다.

결핍
피부 주름과 건조, 동맥경화, 관절염, 피로, 손발톱 손상, 푸석한 모발, 잦은 감기 등을 유발한다.

함유
칡, 더덕, 도라지, 생강, 씀바귀, 삼채, 브로콜리, 양배추, 당근, 케일, 고추냉이 등.

철분

국민건강영양조사 결과를 보면, 우리나라 청소년과 성인 여성의 하루 철분 섭취량은 권장량보다 적다. 이는 철분을 식품으로 섭취할 경우 10% 정도밖에 흡수되지 않기 때문이다. 철분 결핍으로 오는 빈혈을 철 결핍성 빈혈이라 하는데, 이 경우 학습 능력, 면역 기능 등이 저하된다. 특히 성장기 어린이들은 신체적·정신적 성장에 장애가 생기며 학습 능력이 저하된다.

역할

- 헤모글로빈의 구성 물질로 산소의 운반과 저장 역할을 한다.
- 성장기 아이들의 정신적·신체적 발육에 중요한 역할을 한다.
- 카르니틴, 콜라겐, 신경전달물질 합성에 작용한다.
- 베타카로틴이 비타민A로 전환하는 데 작용한다.

과잉

노화를 유발한다.

결핍

- 면역력이 저하되고 성장과 두뇌 발달에 악영향을 준다. 빈혈은 철분 결핍이 상당히 진행된 후 나타나는 상태다.
- 학습 능력 저하, 두통, 어지럼증, 짜증, 집중력 저하, 식욕 저하 등을 유발한다.
- 술, 차, 커피, 우유, 탄산음료, 견과류, 아이스크림과 함께 섭취하는 것은 흡수를 방해한다.

함유

바닷가재, 닭 가슴살, 굴, 마늘, 꽃새우, 달걀노른자, 쑥, 건포도, 냉이, 홍합, 마늘, 돌나물 등.

구리

피부와 머리카락의 멜라닌 색소(인체의 피부나 눈에 존재하는 흑색이나 갈색 색소)를 만드는 데 필요한 성분으로 각종 호르몬 생성에 중요한 역할을 한다. 뇌, 간, 콩팥에 분포되어 있으며 세포의 산화를 막아주는 항산화 효과가 있다.

역할
- 철의 흡수를 돕고 헤모글로빈의 합성에 관여한다.
- 비타민C 대사에 도움을 주며, 면역기능을 위해 필요하다.
- 콜라겐과 엘라스틴 형성에 필요하다.
- 태아 성장에 필수 요소다.

과잉
- 과잉행동, 집중력 저하, 조현병, 우울증, 불안, 폭력성, 공격성, 중독, 정서적 마비 등을 유발한다.
- 여드름, 부신 기능 부전, 갑상선 기능 저하, 변비, 피로, 수족냉

증, 면역력 저하, 생리전증후군PMS 등을 유발한다.

결핍

- 빈혈, 탈모, 머리카락 탈색, 성장 부진, 결합조직 형성 장애, 면역력 저하, 충치 등을 유발한다.
- 불면증, 다발성 경화증, 통풍, 만성피로, 부종 등을 유발한다.

함유

코코아, 간, 견과류, 바닷가재, 콩류, 새우, 조개, 참깨, 버섯 등.

아연

체내에 존재하는 양이 매우 적기 때문에 반드시 음식으로 섭취해야 한다. 우리 몸에서 세포의 복제와 면역 시스템에 관여하며, 성장 발육과 남성의 건강 증진에서 중요한 역할을 한다. 200여 종 효소의 필수 성분으로 미각과 후각의 감각을 증진시켜주기도 한다.

역할

- 뼈와 생식기 형성에 중요한 역할을 수행한다.
- 동맥을 깨끗하게 유지하는 데 도움을 준다.
- 면역 시스템을 강화하며(SOD[항산화 효소 중 활성산소를 제거하

는 가장 강력한 효소]의 구성 물질), T세포(면역을 담당하는 림프구, 백혈구의 일종으로 독소나 병원균에 대항하는 강력한 면역체)의 구성 물질이다.

- 3대 영양소 대사에 관여해 영양소 흡수에 도움을 준다.
- 신경 시스템을 발달시키고 알츠하이머 가능성을 감소시킨다.

과잉

구토, 메스꺼움, 식욕부진, 두통, 설사, 오한 등을 유발하며 LDL 콜레스테롤 수치를 증가시킨다.

결핍

- 빈번한 감기, 미각과 후각의 둔화, 상처 회복이 느려짐, 발육 저하, 손톱에 흰 반점 등을 유발한다.
- 정력 감퇴, 거친 피부, 여드름, 탈모, 암 등의 발생 가능성을 높인다.
- 저혈압, 피로, 기억력 감퇴, 골다공증 등을 유발한다.

함유

생굴, 쇠고기, 구운 콩, 게, 바닷가재, 완두콩, 요구르트, 피칸, 땅콩, 오이, 바나나 등.

셀레늄

미네랄 중에서 가장 강력한 항산화 효능을 자랑한다. 비타민E의 1,970배의 항산화력을 가지고 있다. 우리 몸에서 노화를 촉진하는 과산화지질(체내 지질이 유해산소를 만나 본연의 성질을 바꿔 여러 가지 문제를 일으키는 지질로 변화된 것으로 암의 원인이다)의 생성을 저지시키고 DNA 손상을 억제시킨다.

역할

- 대식세포의 활동을 증가시켜 항균 작용을 하고 B림프구로 항체를 생성해 면역 작용에 중요한 역할을 한다.
- 림프구와 백혈구 세포 증식을 통해 암세포를 사멸시킨다(유방암 등 10여 종의 80~90%에서 항암 효과가 입증되었다).
- 비타민E와 함께 섭취하면 생체 이용률이 20~30배 증가한다 (식물성 기름, 견과류와 함께 섭취하면 좋다).
- 방사선, 감염, 스트레스로 인한 세포 손상을 방지하는 글루타티온 재생에 중요한 역할을 한다(피부 염증을 개선한다).
- 천식 개선에 도움을 준다.
- 심장 건강에 활력을 주며, 심혈관 건강에 도움을 준다(부정맥에 치료 효과가 있는 것으로 보고되었다).
- 활성산소를 제거해 노화 방지에 도움을 준다.
- 갑상선호르몬 대사에 필요하다.

- 성기능 향상, 남성호르몬 생성, 정자 수 증가에 영향을 준다.
- 중금속 해독 기능이 있다.

과잉

현기증, 구역질, 떨림, 근육통 등을 유발한다.

결핍

면역 저하, 노화, 여드름, 갑상선 기능 저하, 불임 등을 유발한다.

함유

고등어, 조기, 바지락, 새우, 오징어, 달걀, 견과류, 육류 등(우리나라 토양에는 셀레늄이 거의 없어서 채소나 과일로 섭취하는 것은 불가능하다).

요오드

요오드는 체내에서 만들어지지 않기 때문에 반드시 음식을 통해 섭취해야 한다. 가이 아브라함Guy E. Abraham 박사가 2004년과 2005년에 발표한 부검을 통한 논문에 의하면, 체내 요오드는 인체 내에 최대 1,500mg 축적이 가능한데 그중 3%(50mg)는 갑상선에 있고, 70%는 지방(700mg)과 근육(650mg)에 있으며, 피부에

20%, 나머지는 심장, 부신, 난소, 간 등에 분포되어 있다. 따라서 요오드는 체내의 모든 세포에 반드시 필요한 중요 미네랄이다.

요오드는 이른바 만성피로증후군에 시달리는 사람들이나 갑상선이나 유방·자궁·전립선 질환을 앓고 있는 사람들에게 명쾌하게 해답을 줄 수 있다. 갑상선과 부신은 우리 몸의 엔진 기관이며 그 두 기관의 연료 중에 매우 중요한 역할을 하는 영양소가 요오드라는 것이다.

요오드를 많이 먹으면 갑상선 질환이 온다는 고정관념은 1948년 미국 의사 장 울프Jan wolff와 이스라엘 카이코프Israel chaikoff가 '쥐의 갑상선 실험'에 관한 논문을 발표하면서 생겨났다. 이 논문은 고용량의 요오드를 주입하면 갑상선 기능이 떨어진다는 내용이었다. 그런데 이는 추정이었을 뿐 실험에서는 실제로 쥐가 갑상선기능저하증에 빠지지 않았으며 혈액에서 갑상선호르몬도 측정하지 않았다. 더욱이 쥐에서 일어나지도 않은 일을 사람에게 확대 적용한 것이었다. 사실상 해석에 오류가 있었던 것이다.

그럼에도 이 논문의 파장은 컸다. 이후 미국의 의사들은 갑상선기능항진증과 갑상선기능저하증 치료에 흔히 사용하고 있던 요오드를 중지시켰다. 또한 요오드 결핍으로 인한 단순 갑상선종과 갑상선기능저하증의 치료 방법이 천연 물질인 요오드에서 갑상선호르몬제로 바뀌었다.

이 논문이 나온 이후 수많은 학자에 의해 논문 내용에 대한 올바른 해석이 나왔으며, 이 논문이 잘못되었다는 증거도 많이 나왔다. 대표적인 선구자가 데이비드 브라운스타인David Brownstein 박사다. 브라운스타인으로 인해 미국에서는 요오드 붐이 일기 시작했고 요오드가 갑상선 건강에 좋다는 논문이나 임상도 수없이 많이 나오기 시작했다.

군이 논문들을 보지 않아도 일본인들은 요오드의 상한선이라고 하는 2.4mg보다 훨씬 많은 양을 음식을 통해 섭취하고 있지만, 전 세계에서 갑상선 질환이나 호르몬 기관의 암이 가장 적은 나라다. 사실 우리나라의 요오드 권장량은 0.15mg다. 우리가 먹는 미역국 한 그릇에 1.5~1.8mg의 요오드가 들어 있다. 하루에도 수차례 미역국을 먹는 산모는 상한 섭취량UL인 2.4mg의 몇 배가 되는 요오드를 먹는데도 왜 아무런 이상이 없을까? 오히려 안 먹으면 몸이 편안하지 못하고 젖도 잘 안 나오고 분비물도 빨리 배출되지 않는 것은 어떻게 보아야 할까?

나는 요오드의 필요성과 의학계의 숨겨진 진실을 수많은 논문과 임상 결과를 통해 확인하면서 '유레카'를 외칠 수밖에 없었다. 내가 요오드를 공부하게 된 것은 부신피로증후군에 대한 호기심과 그로 인한 갑상선 기능에 대한 의구심이 수 년 동안 지속되었기 때문이다. 그런 목마름을 해소할 만한 정확하고 올바른 정보가 없었고, 모든 의사나 영양학자의 상반된 이론이 난무해서 늘 풀리지 않는 숙제처럼 있었다.

그런데 진실은 묻히지 않는다는 걸 요오드를 통해서 알게 되었다. 그것은 콜레스테롤이 몸에 무조건 나쁘다는 이론이 몇 년 전부터 깨지기 시작한 것처럼, 또 칼슘이 부족허기 때문에 몸에서 결석이 오는 것이고, 우유는 환상적인 완전식품이 아니라는 것 등 잘못된 이론을 지금까지 믿고 살아온 것이다. 또 고지혈약을 먹는 것이 건강을 지켜줄 것이라고 착각하게 만드는 제약회사나 새로운 정보를 탐구하지 않은 몇몇 의사의 처방만 믿는 것은 어리석은 생각이다. 나는 요오드 역시 그리될 것이라고 확신하게 되었다. 요오드 결핍은 너무나도 많은 미병의 원인이 되고 있고, 그 첫 번째 증상이 저체온증이다.

역할

- 갑상선호르몬을 만드는 것뿐 아니라 모든 장기 세포에서 분비를 돕는 기능을 한다(눈물샘, 유방, 전립선, 소화액, 피부, 자궁 등).
- 해독에 탁월하다.
- 성장 발육과 두뇌 발달에 매우 중요한 기능을 수행한다.
- 항산화, 항염증, 세포 자멸 효과를 가지며 암세포 분열을 막는다.
- 중금속(수은, 카드뮴)과 할로겐족(브롬, 불소, 염소 등) 등의 독소를 몸에서 배출하는 디톡스detox 역할을 한다.
- 알레르기 반응과 자가면역질환(과도한 면역반응을 일으켜 자신의 몸을 적군으로 착각하고 공격하는 질환[갑상선, 류머티스, 루프스, 크론병, 베체트병, 아토피 등])을 호전시킨다.
- 지방 조직의 이중 결합 구조를 보호해 뇌와 망막과 유방의 세포막을 보호한다(유방통).

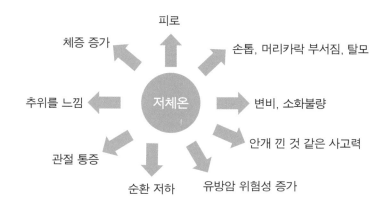

———————— 요오드 결핍이 비만, 암, 심혈관계 질환을 일으키는 기전 ————————

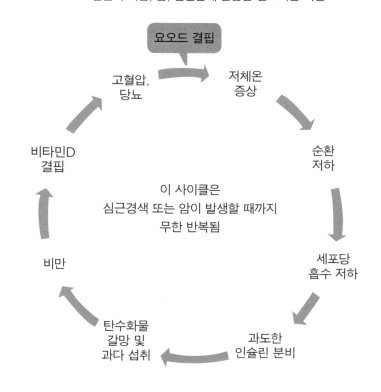

- 태아와 수유하는 신생아의 발달과 면역에 중요한 역할을 한다.
- 인슐린 저항성(인슐린이 포도당을 세포로 보내주는 일을 하지 못하도록 하는 반응)을 완화시킨다(당뇨, 비만, 고혈압, 통증, 암).
- 피부 항산화·항노화, 피부 재생 능력 향상, 여드름 조절 효과, 잔주름 방지가 있다.
- 체내 산도를 알칼리화한다.
- 인지능력을 높여주고 사고 둔화를 개선하며 IQ 저하를 막아준다.

함유

다시마, 미역, 김 등의 해조류, 유기농 크랜베리, 유기농 우유로 만든 요구르트 등.

요오드는 성인뿐만 아니라 특히 아이들의 성장과 두뇌 발달에 매우 도움이 되는 미네랄이다. 환경오염과 가공식품에 의해 아이들의 몸에 독소가 쌓여가고 있는데 납, 비소, 수은 등의 중금속은 물론이고 브롬, 불소, 염소 등의 축적이 심각한 수준이다. 이러한 독성이 많이 쌓일수록 우리 몸에는 요오드가 더욱더 필요하다.

우리나라 성장기 아이들의 브롬 노출은 심각한 수준이다. 브롬이 엄청 많이 들어 있는 미국산 밀가루로 만든 빵, 과자, 가공식품 등이 만연해 있기 때문이다. 요오드 결핍인 아이들은 체내의 브롬 수치가 높게 측정되는데, 이런 아이들은 성장이 둔화될 수밖에 없다.

요오드 부족과 결핍으로 나타나는 증상과 질환들		
부종	저체중	비만
고혈압	동맥경화	고지혈증
간 질환	콩팥증후군	아토피, 알레르기
류머티즘	자가면역질환, 섬유근육통	관절·근육 통증
건조한 피부	주의력결핍장애	자폐증
기억력 감퇴	피로	추위를 힘들어 한다
가늘어진 머리카락	푸석푸석한 얼굴	변비
역류성 식도염	목 통증	감기에 대한 면역력
질 감염, 잇몸 감염, 각종 감염	제2형 당뇨	건선
안구건조증이나 녹내장	우울증	생식기 헤르페스
탈모	폐 질환	상처 회복 더딤
각종 결절과 낭종	갑상선 질환	생리불순
유방통, 유방섬유선종	전립선 질환	여성 불임, 유산
발기 저하와 정액 생산 감소	성욕 감소	
인지능력 저하, 기억력 저하	머리가 안개같이 뿌연 상태	

다음의 자가 진단은 자신의 증상을 객관적으로 냉정하게 판단 해서 표시하되 모든 점수를 합해 9점 이하는 정상, 10~15점은 경도 결핍, 16~24점은 중등도 결핍, 25점 이상은 심한 결핍으로 의심할 수 있다. 우선, 몸의 각종 혹들, 알레르기, 성장이 더딘 아이, 자가면역질환, 기억력 감소, 고지혈증, 고혈압, 당뇨 등이 있다면 요오드 부족을 의심해볼 수 있다.

당신의 요오드 수치는 정상입니까?

요오드 결핍 자가 진단을 통해 내 몸을 이해하고
적극적으로 관리해보세요!

해당 항목에 체크를 하시고, 점수를 더해서 요오드 결핍 상태를 진단해보세요.

설문항	체크	점수
유방이나 자궁 난소 질환 중 한 가지 이상이 있다.(여)		3
갑상선이 부었거나 결절이나 낭종이 있다.		3
손발이 차고 추위가 싫다.		3
붓고 푸석푸석하다.		3
체중이 늘고 잘 안 빠진다.		3
목둘레가 두꺼워지고 턱이 두툼하다.		3
피부가 건조하다.		3
습진, 아토피가 있다.		3
생리 전 유방통 등 생리전후증후군이 있다.(여)		3
목에 이물감이 있거나 목에 통증이 자주 있다.		3
전립선 질환이 있다.(남)		2
갑상선 질환이 있다.		2
잦은 감염이 있다.		2
피로감이 있다.		2
기억력, 인지력이 떨어진다.		2
피지낭종이 있다.		2
머릿속이 안개처럼 뿌옇다.		2
관절·근육 통증이 있다.		2
임신이 잘 되지 않는다. 유산력이 있다.(여)		2
고혈압 또는 고지혈증이 있다.		2
생리가 불규칙하다.(여)		2
켈로이드 체질이다.		2
치질이 있다.		2
자폐증, ADHD가 있다.(소아)		2
성장 속도가 느리다.(소아)		2
성조숙증이 있다.(소아)		2
두통, 편두통이 있다.		1
역류성 식도염이나 소화불량이 있다.		1
변비가 있거나 자주 체한다.		1
우울감이 있다.		1
상처 회복이 잘 되지 않는다.		1
당뇨가 있다.		1

망간

아주 미량이지만 대부분의 인체 조직에 분포하고 있고, 3대 영양소의 대사에 관여한다. 비타민B군과 비타민C, 비타민E 등의 흡수와 이용을 돕는다. 단, 칼슘, 구리, 철분의 과다는 망간의 흡수를 방해할 수 있어 균형을 맞춰서 섭취해야 한다. 반면 부족할 경우 피로감과 골격 형성에 영향을 주며, 유해산소로부터 세포를 보호하지 못한다.

크롬

심장질환 예방에 도움이 되며, 인슐린 기능을 활성화해서 혈당 조절에 도움이 될 뿐 아니라 면역 기능에도 좋은 미네랄이다. 동맥경화를 감소시키며 HDL 수치를 증가시키고 중성지방과 LDL 수치는 감소시킨다는 연구 결과가 있다.

몰리브덴

철, 구리의 흡수와 생체 이용률을 높이는 역할을 해서 빈혈 예방에 도움을 준다. 또한 질소대사에 관여하는데, 과잉 섭취하면 구리의 흡수를 저해한다.

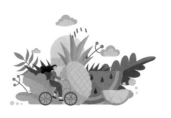

권장섭취량을
어떻게
받아들일까?

1. 권장섭취량RDA : 최소 섭취량이라고도 할 수 있는데, 겨우 건강을 유지하는 데 필요한 최소한의 양으로 과학적인 근거가 있을 경우 제시한 용량이다. 이 정도도 안 먹으면 병이 난다는 뜻이다.

2. 충분섭취량ODI : 최적의 건강을 유지하는 데 필요한 양이며 과학적인 근거가 충분하지 않은 경우 제시한 용량이다.

3. 상한섭취량UL : 과잉 섭취로 인한 유해 영향에 대한 근거가 있는 경우에 제시한 용량이다.

4. 치료섭취량TDI : 인체에 영양소가 결핍되면 신진대사나 조절 이상으로 질환이 발생하는데 이때 제시하는 용량이다(한국에서는 이 용량에 대한 연구가 미흡한 상태라 외국의 사례를 적어보았다).

영양소	단위	권장섭취량	충분섭취량	상한섭취량	치료섭취량
비타민B1	mg	1.2			~500
비타민B2	mg	1.5			~500
비타민B3	mg	16		35	~500
비타민B5	mg		5		~500
비타민B6	mg	1.5		100	~500
비타민B12	mcg	2.4			~1,000
엽산	mcg	400		1,000	
비오틴	mcg		30		~1,000
비타민A	mcg	750		3,000	
비타민C	mg	100		2,000	~30,000
비타민E	mgα-TE		12	540	~2,000
비타민D	mcg		10(400IU)	100(4,000IU)	
비타민K	mcg		75		~1,600
칼슘	mg	800		2,500	
마그네슘	mg	370			
인	mg	700		3,500	
몰리브덴	mcg	25		550	
철분	mg	10		45	
아연	mg	10		35	~100
구리	mcg	800		10,000	
요오드	mcg	150		2,400	
셀레늄	mcg	60		400	
크롬	mcg		35		
망간	mg		4.0	11.0	~50

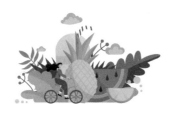

물

우리 몸을 차지하는 가장 많은 구성 물질이다. 60~70%를 차지하고 있으며 2%만 부족해도 갈증을 느끼고 10%가 부족하면 사망에 이를 수도 있다. 그 정도로 물은 중요하기 때문에 그 질에 따라 우리의 건강에 큰 영향을 미친다. 과연 어떤 물을 먹어야 건강을 지킬 수 있을까? 그것은 아주 간단하다. 물은 아무 가공도 없는 상태로 미네랄, 용존산소 등은 있고 미립자, 유기화합물, 중금속, 세균, 바이러스, 환경호르몬, 각종 약물, 농약, 녹조 등은 없어야 한다. 과연 그런 조건의 물을 지금 나와 있는 음용수 방식으로 안전하게 마실 수 있을까?

우리가 무언가 선택할 때, '누가 좋다고 하니까, 누가 사용한다고 하니까, 아니면 광고를 하니까, 다른 것보다 저렴하니까'라는 이유로 선택하는 태도는 한번 생각해보아야 한다. 건강을 위해 가장 기본인 물을 선택하는데 음용수로 적합한지에 대해 먼저 매우 까다롭고 객관적인 인증기관의 인증을 항목별로 받는 것이 중요하다. 음용수에 대한 정수 방식을 인증해주는 가장 신뢰도가 높은 기관은 미국의 비영리단체인 국가위생국NSF, National Sanitiation Foundation 이다.

음용수의 종류

수돗물

우리나라는 정말 복 받은 나라임이 틀림없다. 마음껏 물을 쓸 수 있고 물의 질도 좋은 편이라 안심하고 사용했기 때문이다. 그러나 이런 축복은 슬프게도 이제 과거의 이야기가 되어버렸다. 안타깝게도 수돗물의 실태를 점검하지 않을 수 없는 것이 우리의 현실이다.

미국의 AP통신이 미국 내 인구 밀집 지역 상수원을 조사한 결과 대부분 지역의 물에서 많게는 수십 종의 약물 성분이 검출되었다. 항생제나 항우울제 등의 약물에 의존하는 미국인들의 생활습관이 물까지 오염시킨 것이다. 이것은 주민들이 먹고 배출한 약 성분이 물로 흘러갔다가 다시 식수로 돌아오고 있음을 시사한다. 또한 약물 오염은 미국만의 일이 아니다. 아시아, 호주, 캐나다, 유럽의 도시 지역은 물론이고 스위스의 고산지대 호수와 북극해에서도 화학약품 성분이 검출되었다.

우리나라의 식수 또한 예외는 아니다. 대표적인 항생제 6개, 항균제 5개, 해열진통제 1개 등 12개 성분을 선정해 조사한 결과 항균제 엔로플록사신을 제외하고 11개 성분이 검출되었다. 을지대학교 고영림 교수는 "12개 성분 중 11개 성분이 검출된 것으로 미뤄 볼 때 인체용 의약품 1,200개 성분 대부분이 한강에 녹아 있는 것으로 보인다"고 말했다. 웬만큼 정수해서는 제거가 안 되기 때문에 전문가들은 식수원이 중장기적으로 건강에 심각한 악영향을 미칠 수 있다고 우려했다.

2019년 서울 문래동 '붉은 수돗물 사건'은 놀라지 않을 수 없었다. 물을 음용수로만 사용하는 것이 아닌데, 참으로 심각한 일이다. 물이 오는 과정에서 오래된 녹슨 수도관으로 인해 여러 가지 오염 물질이 발견되고 있다. 정부의 대응도 놀라운 일이었다. 정부가 새로운 수도관으로 제시한 게 바로 환경호르몬인 비스페놀A가 섞인 에폭시관이었기 때문이다. 그것뿐만 아니라 수돗물에는 바이러스나 세균 소독 때문에 염소 성분을 첨가한다. 염소는 살균을 해주지만 유기물과 반응하면 트리할로메탄이라는 1급 발암물질이 된다.

알칼리수 · 수소수

음용할 수 있는 정수기는 원래 환경부의 허가를 받아야 판매할 수 있으나, 이 방식이 음용수로 적합하지 않아 허가가 나지 않는다. 식약처의 허가를 받아 판매하는 정수 방식이 아니라 음용수로 섭취하는 것은 부적합하기 때문이다. 식약처에 의료기기로 신고해서 허가 받은 것을 이용해 오히려 물로 병을 치료할 수 있다고 과대광고하는 경우가 많아 주의가 필요한다.

중공사막 방식Ultrafiltration

소비자들이 정수기에서 발생하는 2차 오염에 대한 불신으로 직수를 선택해야 한다는 것을 인지하면서 많이 선택하는 정수 방식이다. 신장투석기에 사용하는 메인 필터로 머리카락 굵기의 수만분의 1에 해당하는 0.01~0.04㎛ 이하의 구멍을 통해 유기 오염 물질과 대장균 등을 걸러준다. 가운데 구멍을 통과해서 물의 오염 물질을 거르는 방식의 필터로 미네랄은 살아 있도록 할 수 있지만, 바이러스나 일부 유기화합물은 거를 수 없다.

필터를 장시간 사용할 경우 미생물과 유·무기 화합물 제거 효과가 급격히 떨어져 오히려 물을 오염시킬 수 있다. 이것을 사용하려면 필터를 자주 교체해야 한다. 직수 방식을 선택해야 하는 것은 맞지만, 그것만으로 올바른 식수로 보기에 아쉬운 점이 상당히 많다.

나노 필터

박테리아와 바이러스를 정전력靜電力으로 필터에 흡착시켜 제거하는 방식이다. 원단의 구멍 크기(직경)가 나노미터nm(1nm는 10억분의 1m) 단위인 필터를 사용한다. 중공사막 방식 필터와 이물질 제거 성능은 비슷하지만, 정전 흡착 방식으로 6종의 오염물질을 추가로 제거할 수 있다. 반면 필터 가격이 높다는 것이 단점이다.

대형 RO 필터(역삼투압, 멤브레인 필터)

필터를 통과하는 유량이 적어 직수형으로 사용이 불가한 RO필터의 크기와 용량을 늘려 직수형으로 적용시켰다. 기존의 역삼투압 Reserve Osmosis 방식의 표현을 RO 방식이라고 명칭을 바꾸었지만, 용량만 키워 정수하는 것이라 버려지는 물이 3배나 되기 때문에 수도요금과 전기요금이 많이 나온다.

원래 RO멤브레인 필터는 아주 미세한 구멍을 가진 섬유 필터로 강한 전기 압력이 없이는 그 미세한 구멍을 통과할 수 없도록 한 원리를 적용했다. 한편 전기를 사용하지 않는 RO 필터를 사용했다면 압력을 가하지 않아도 물이 빠져나올 정도로 필터 구멍이 크다는 것과 같은 뜻임을 알아야 한다.

압축 활성탄과 UV램프 이중 시스템 방식

압축 활성탄 방식은 활성탄을 벽돌처럼 단단하게 압축해 물이 통과하게 함으로써 오염 물질을 걸러내는 방식이다. 미네랄은 살아 있도록 만든 정수 시스템으로 바이러스와 세균을 못 걸러낸다는 게 단점이다. 이 방식만으로는 부족해 바이러스를 거르는 자외선램프가 포함된 정수 시스템을 사용해야 한다. 단, 자외선램프의 파장이 250nm가 넘는 것으로 선택해야 하고, 그런 파장을 가진 것은 눈으로 보면 실명하기 때문에 보이지 않도록 처리되어 있는 것을 선택해야 한다.

생수

생수의 공급 원수遠水는 지하수다. 그러나 구제역, 조류 인플루엔자 등으로 가축 폐사와 골프장 제초제로 오염이 심각하다. 생수병의 환경호르몬 문제도 심각하다. 용기가 미세플라스틱으로 환경과 인체에 악영향을 미친다. 생수 운반 과정이나 보관 중에 햇빛에 노출되어 발암물질 발생 위험도가 증가한다. 식수로 쓰기에 비싸다. 생수를 오픈하면 미생물 번식이 급증한다. 생수는 첨가물이 들어 있는 가공식품이다.

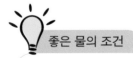

좋은 물의 조건

1. 물에 수초, 철가루, 녹, 곰팡이 등의 미립자가 없어야 한다.
2. 다이옥신, 중금속, 페놀 등 유·무기 화합물의 오염이 없어야 한다.
3. 남조류에서 나오는 독소, 마이크로시스틴이 없어야 한다. 마이크로시스틴은 강물에서 나타나는 녹조에 있는 독성으로 간암의 원인이 되며 가축과 인체에 식중독을 일으키는 독성 물질이다.
4. 식품 포장재 등에서 나오는 독소, 프라이팬에서 나오는 PFOA가 함유되어 있지 않아야 한다. PFOA는 프라이팬에 달라붙지 말라고 사용하는 코팅 물질로 초특급 발암물질이다.
5. 세균이나 바이러스가 없어야 한다.
6. 항생제, 농약, 제초제 등의 약물이 함유되어 있지 않아야 한다.
7. 용존 산소가 있어야 한다.
8. 풍부한 미네랄이 함유되어 있어야 한다.
9. 미네랄이 풍부하면 약 알칼리를 띠게 되어 있다.

제3장

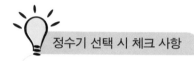
이제는 정수기를 사용하지 않을 수 없는 시대가 되었다.

1. 필터 교환이 용이한 것으로 선택한다.

2. 필터로 인한 2차 오염이 생기지 않아야 한다.

3. 전기, 물 낭비가 없는 것으로 선택한다.

4. 물탱크로 인한 2차 오염이 되지 않아야 한다. 냉수, 온수가 따로 나오는 정수기는 물탱크 사용 정수기다.

5. 불필요한 관리 비용이 들어가지 않는 것을 선택한다. 광고, 유통비, 관리자의 마진 등을 고려한다.

6. AS가 확실한 회사를 선택한다. 필터 공급에 차질이 없는지도 고려한다.

7. 어느 회사든 자사가 만든 정수기가 좋다고 선전하지만 그것은 객관성이 떨어진 것이다. 제품의 품질을 제대로 검증 받으려면 국제 인증기관인 NSF의 음용수에 대한 인증 4가지를 모두 받아야 한다. 1가지만 받는 경우에도 인증 마크를 표시하기 때문에 모두 확인해보는 것이 좋다.

NSF의 음용수 인증

음료수의 종류

NSF는 공공 보건 규격을 작성하고 제3자 시험·인증을 제공하는 기관이다. 세계보건기구의 협력 기관으로 실내 환경, 공기, 물,

식품안전 분야에 대한 다양한 공동 연구에 참여하고 있다. 2014년부터는 세계보건기구의 가정용 정수기 인증 프로그램 시험 표준과 인증 관리업무 체계 구축을 진행하고 있다.

　NSF가 인증해주는 4가지 항목은 각 번호(42, 53, 55B, 401)별로 세부 항목이 수십 가지로 나뉜다. NSF는 세부 항목별로 인증해주기 때문에 그것까지 모두 인증을 받았는지 확인할 필요가 있다. 왜냐하면 1가지만 받아도 NSF 인증 표시를 해주기 때문이다. 전 품목의 인증을 받았는지 안 받았는지 확인하려면 정수기 본체에 인증 마크가 부착되어 있는지 확인하면 된다. 인증 마크가 인쇄되어 있으면 완제품에 대한 전 품목 인증이라고 볼 수 있다. 정수기 부품이나 필터 등에 대한 인증은 일회용 포장 비닐이나 겉 포장재에 인증 문구가 삽입되는데, 포장재는 제거되는 것이므로 전 과정 인증과 구분할 수 있다.

- NSF/ANSI 42 : 맛, 냄새, 염소 등 심미적 요인 제거
- NSF/ANSI 53 : 각종 유·무기 화합물 제거, PFOA 독성 제거, 마이크로시스틴 제거
- NSF/ANSI 55B : 박테리아, 미생물 등 비활성화
- NSF/ANSI 401 : 의약품 등 신종 오염물질 15종 감소·제거
- * 2019년 5월 21일로 P473(과불화 화합물, PFOA, PFOS 제거 능력 기준)과 P477(녹조나 남조류에서 배출되는 마이크로시스틴 등 독소 처리

기준) 제거 기준을 NO53으로 통합했다.

가장 중요한 건강의 기본은 '어떤 물을 마시는가?'에 달려 있다. 지금 이 순간에도 물 때문에 수많은 사람이 죽어가고 있고, 전 세계 10억 명가량이 물을 마시는 데 어려움을 겪고 있다. 지구의 70%가 물이지만 사람이 마실 수 있는 담수는 3%도 되지 않는다. 전 세계가 물 부족으로 위기에 처해 있다.

우리나라는 비가 적게 오는 나라는 아니지만 국토가 좁고 인구 밀도가 높아 연 강수량이 세계 평균의 6분의 1에 불과하다. 이는 물 부족 국가에 속하는 수치라고 한다. 그런데 기업의 마케팅으로 국민의 대다수가 요즘 나오는 직수 방식에 대해 오해를 하고 있다. 예전과 달리 전기 소모나 물 낭비가 없을 거라고 알고 사용하지만, 여전히 역삼투압 필터(RO 필터)를 사용해 정수하느라 사용하는 물의 3배 이상을 버리며 전기 소모량도 많다는 것을 인지하지 못하고 있다. 이런 방식의 정수기를 선택해서 사용하고 있는 나라는 아마도 우리나라밖에 없을 것이다. 우리나라의 1인당 물 소비량은 유럽 국가들의 2배 수준이다.

생명의 근원이 되는 물을 더는 무의미하게 흘려보내면 안 된다. 이제 점점 오염이 심각해져서 정수기를 사용하지 않으면 안 되는 세상이 되었다. 그렇다면 가장 좋은 정수기는 과연 무엇일까? 다행히도 물 낭비가 전혀 없는 직수 방식이면서 전기요금도 거의 들지 않는, 특허나 기술력은 이미 오래전부터 인정받은 정수기가 있다.

좋은 정수기를 고르려면 NSF 사이트(www.nsf.org)에 들어가서 확인한 후 음용수로 받아야 하는 전 과정과 전 품목을 인증받은 정수기를 구매하는 것이 가장 현명하고 확실한 방법이다.

SEARCH CHRTIFIFIED PRODUCT & SYSTEMS

클릭한 후 회사 이름을 입력하면 인증 받은 내용을 확인할 수 있도록 한다.

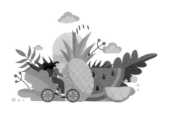

식물
영양소

식물은 외부 환경, 즉 자외선, 세균, 척박한 환경, 해충 등으로부터 자신을 보호하기 위해 자기 방어 물질을 생성한다. 그것은 식물 고유의 색깔로 표현되는데, 사람들이 이 식물을 섭취하면 항산화 영양소로 작용한다. 파이토케미컬 속 식물 영양소는 2만 5,000여 가지가 있는데, 비타민과 미네랄 외의 생리활성물질로 우리 몸에 좋은 영향을 주고 있는 제7영양소로 자리매김했다.

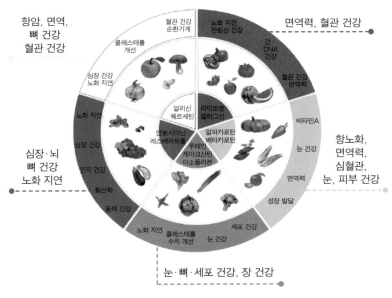

항암, 면역,
뼈 건강
혈관 건강

혈관 건강
순환기계

콜레스테롤
개선

심장 건강
노화 지연

노화 지연

심장 건강

인지 건강

황산화

동맥 건강

노화 지연
전립선 건강

간
DNA
건강

혈관 건강
면역력

비타민A

눈 건강

면역력

성장 발달

세포 건강

노화 지연 콜레스테롤
수치 개선 눈 건강

면역력, 혈관 건강

항노화,
면역력,
심혈관,
눈, 피부 건강

알리신
퀘르세틴

안토시아닌
레스베라트롤

라이코펜
엘라그산

알파카로틴
베타카로틴

루테인
제아크산틴
이소플라본

심장·뇌
뼈 건강
노화 지연

눈·**뼈**·세포 건강, 장 건강

자료: 한국영양학회

식물 영양소의 기능

증가
항산화, 호르몬 조절 도움, 해독, 면역 증가, 혈액, 혈관 청소, 항염,
항암, 중금속 배출

감소
세포 산화 및 손상 감소, 노화 지연, 고혈압, 백내장, 골다공증 발병

흰색

항암, 면역, **뼈** 건강, 혈관 건강 관여

● 알리신 : 마늘, 양파, 대파, 녹차, 사과, 미나리, 브로콜리 등

● 쿼르세틴 : 양파, 녹차, 적포도주, 사과, 양배추, 브로콜리 등

알리신

혈액순환에 도움을 준다. 세포에 활력을 주어 생식샘을 자극해 성호르몬 분비를 촉진한다. 항균 효과가 페니실린의 15배로 강해 면역력에 도움을 준다. 항암 효과가 있다. 알리신은 알릴설파이드가 알리나아제라는 효소를 만나면 변환되는 물질로, 다지거나 으깨야 두 물질이 서로 반응해서 알리신이 된다. 알리신은 산과 열에 약하기 때문에 굽거나 끓이거나 초절임을 해서 먹는 것으로는 기대하기 어렵다. 그래서 마늘을 익히면 좋은 영양소가 없어져서 먹을 필요가 없지 않은지에 대한 의문이 들지만 마늘에는 알리신만 들어 있는 것이 아니다. 마늘을 익히면 폴리페놀이나 플라보노이드의 함량이 증가해 노화 방지에 도움이 되기도 한다.

쿼르세틴

양파, 녹차, 적포도주, 사과, 양배추, 브로콜리 등에 많이 들어 있는 플라보노이드의 일종이다. 항염증과 항알레르기 작용을 한다.

염증 유발 물질인 류코트리엔과 과산회지질의 생성을 억제한다. 4,000가지가 넘는 플라보노이드 중 가장 강력한 항암 능력을 가지고 있다. 특히 전립선암 억제에 탁월하다. 당뇨 합병증을 감소시킨다(당 합병증을 유발하는 소르비톨로 전환되는 효소를 억제시킨다). 항바이러스 작용을 한다(바이러스의 복제와 감염력을 억제해 감기나 입 주위의 헤르페스 감염에 도움이 된다).

빨간색

면역력, 혈관 건강

- 라이코펜 : 토마토, 수박, 홍고추, 당근 등
- 엘라그산 : 딸기, 석류, 산딸기, 체리, 블루베리 등

라이코펜

체내 활성산소를 제거하는 강력한 산화 물질이다. 전립선암 발생과 진행을 예방한다. 올리브유와 함께 섭취하는 것이 흡수에 도움이 된다. 가열을 해도 쉽게 파괴되지 않는다.

엘라그산

자외선에 의한 피부 주름을 예방한다. 항산화 물질로 빛으로부

터의 보호 효과가 있다. 콜라겐을 파괴하는 효소 생성을 억제한다. 갱년기 증상을 개선하는 효과가 있다. 항바이러스, 항돌연변이, 항암 기능이 있다(암세포의 자연사를 촉진하고 성장을 억제한다).

노랑색 · 주황색

항노화, 면역, 심혈관 · 눈 · 피부 건강
- 귤, 오렌지, 자몽, 감귤류의 껍질, 살구, 체리 등

베타카로틴

노란색, 붉은색을 내는 카로티노이드 색소 중 하나다. 야맹증, 피부 재생에 도움을 준다. 항산화 작용, 노화 방지, 세포 재생 촉진, 암 예방, 안구 건강에 도움을 준다.

루테인 · 제아크산틴

시력 강화와 세포 손상을 예방한다. 항산화 성분을 가지고 있다. 백내장과 황반변성의 진행을 억제한다.

콜레스테롤 수치를 낮추는 데 도움을 준다. 골다공증을 예방한다. 항암 작용을 하고 알레르기를 예방한다.

베타크립토크산틴

골다공증을 예방하거나 지연시킨다. 인슐린 저항성과 간 기능 질환을 예방한다. 항산화 효과가 있다.

초록색

눈·뼈·세포 건강, 장 건강
- 브로콜리, 브로콜리 새싹, 케일, 양배추, 콜리플라워 등의 십자화과 식물들, 배추, 아스파라거스, 바질, 물냉이 등

인돌-3-카비놀

남성호르몬과 여성호르몬 균형에 도움을 준다. 각종 항암 효과가 있다(미국 국립보건원의 연구에 의하면 자궁경부암, 전립선암, 대장암, 유방암, 후두유두종 등에 효과가 있다). 환경호르몬을 해독한다. 간 해독을 촉진한다. 에스트로겐을 활성화하고 대사를 조절한다. 여드름 감소에 효과가 있다.

생리전증후군이 감소한다. 에스트로겐 대사에서 좋은 에스트로겐으로 전환되도록 도와 체지방을 줄이고 근육량을 늘리는 데 도움을 준다. 콜라겐 수치와 골밀도가 높아지도록 돕는다(발암성 에스트로겐 대사를 억제한다). 강한 항산화 효과가 있다. 간에서 1차 해독 작용을 돕는다.

이소티오시아네이트

설포라판SFN을 포함하고 있다(열에 약하니 날것으로 섭취해야 한다). 암, 심혈관 질환, 당뇨에 탁월한 효과가 있다. 자폐증, 파킨슨 질환, 뇌졸중 등에 도움을 준다. DNA를 보호하고 각종 항암 작용을 한다.

보라색

심장·뇌·뼈 건강, 노화 억제

● 안토시아닌 : 블랙커런트, 체리, 자두, 석류, 가지, 검은콩 등

● 레스베라스트롤 : 오디, 포도, 크랜베리, 와인, 라즈베리 등

안토시아닌

항암 효과가 있고, 혈관 건강에 좋다. 혈당 신진대사와 지질 대사를 촉진하며, 망막증과 모세혈관 손상을 보호한다. 알레르기 완화와 시력 개선, 심혈관 건강에 좋다. 내장 지방 축적을 방지하고 혈당 상승을 완화한다. 궤양 치료에 효과적이다. 강력한 항산화로 노화를 방지한다.

레스베라트롤

항암 효과가 있고 강력한 항산화 작용을 한다. 콜레스테롤 수치를 낮추고 항노화 작용을 하며 신경을 보호한다. 혈관의 염증과 혈전 형성을 억제해 심혈관 질환을 예방하고 완화한다. 간 손상을 막아준다. 알레르기 치료에 도움을 준다. 갱년기 여성의 안면홍조와 우울증을 감소시켜준다.

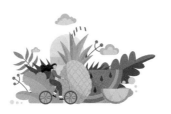

그 밖의 건강에
중요한
영양소

코엔자임Q10

미토콘드리아에서 발견되는 항산화제다. 체내에서 심장, 간, 콩팥, 폐, 췌장의 에너지 생산에 필수적인 역할을 하고 자연적으로 생산되는 물질이다. 합성할 때는 비타민B군의 대부분과 비타민C가 필요한데, 20세 이후부터 점점 적게 생산된다. 연구 결과에 따르면, 코엔자임Q10(코큐텐)은 특히 혈압 감소와 혈당 조절, 심혈관 문제, 피부 건강에 도움을 준다. 편두통 치료, 파킨슨병·루게릭병과 같은 신경 퇴행성 질환을 완화시키고, 운동 지구력을 향상시킨다.

특히 비타민C·E와 함께 섭취할 경우 불임 남성의 정자 수가 효과적으로 증가한다. 고지혈증 약이나 혈압 약을 복용하고 있는 경

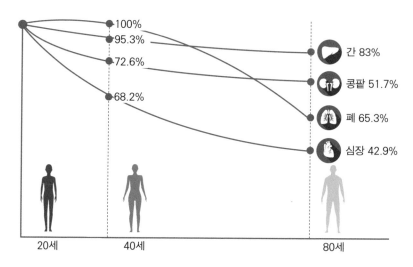

연령 증가에 따른 코큐텐의 체내 장기의 농도

100%
95.3%
72.6%
68.2%

간 83%
콩팥 51.7%
폐 65.3%
심장 42.9%

20세　40세　80세

우 체내의 코큐텐 합성을 막을 수 있으니 보충하는 것이 좋다. 코큐텐은 지용성이라 지방과 함께 먹는 것이 흡수율을 높일 수 있다.

고등어, 정어리, 연어, 닭고기, 브로콜리, 견과류, 두부, 시금치에 많이 함유되어 있다. 하지만 코큐텐 30mg을 섭취하려면 정어리 6마리, 쇠고기 900g, 브로콜리 6~7개, 사과 126개, 달걀 230개를 먹어야 한다. 인간의 위장엔 한계가 있으니 건강기능식품으로 섭취하는 것을 권한다.

레시틴

레시틴은 생체막의 구성 성분으로 천연 유화제 역할을 해서 다른 영양 성분이 인체에 흡수될 수 있게 도와준다. LDL 수치를 낮추는 효과가 있고 두뇌에 영양을 공급해 단기 기억력 장애나 조울증을 완화하는 효과가 있다. 간에 지방이 축적되는 것을 억제하는 효과가 있으며, 전립선을 건강하게 한다.

L-카르니틴

요즘 건강기능식품으로 유행하는 L-카르니틴에 대해 궁금해하는 사람이 늘어나고 있다. L-카르니틴은 지방산을 미토콘드리아로 운반하는 것을 돕는다. 지방 대사에 중요한 역할을 하기 때문에 체지방을 줄이고 근육량을 증가시켜 체중 감소에 도움을 준다. 또 젖산의 생성을 줄여 피로감을 감소시키고 혈당 조절에 도움을 준다. 성 기능 향상에 도움이 되고 남성호르몬인 테스토스테론의 분비 촉진에도 도움이 된다. 간이 건강한 사람은 필수아미노산으로 합성할 수 있다. 비알콜성 지방간의 개선에 효과가 있는 것으로 발표되기도 했다.

L-테아닌

L-테아닌은 불안을 심화시키며 각성 효과를 지닌 뇌의 신경전달물질인 글루탐산의 흡수를 억제하고 도파민과 세로토닌의 농도를 증가시켜 불안과 스트레스를 가라앉히는 역할을 한다. 불안과

스트레스로 인해 나타나는 불면증 해소에도 도움이 된다. 또한 스트레스성 폭식을 완화해준다. 장에서 염증 작용 억제의 효능을 발휘해 면역력 개선에도 도움을 준다.

루바브뿌리 추출물

중의학에서 중요한 약재 중 하나로 인체의 열을 내리고 구내염이나 두통, 장의 움직임을 활성화해주는 효능이 있다. 해독 작용으로 복통이나 염증 등에 쓰이기도 한다. 탄닌 성분이 많아 해독과 활성산소 제거, 항염 작용에 도움을 준다.

히비스커스

무궁화과에 속하는 허브의 일종이다. 꽃에 들어 있는 성분에 많은 효능이 있는 것으로 나타나 각광받고 있다. 임상 결과에서 고혈압에 효능이 있고 당뇨 환자에게서 콜레스테롤 수치를 낮추는 효과를 보여주었다. 비타민C가 풍부하게 들어 있어 면역력을 키워준다. 또 반갑게도 이 허브에는 아밀라아제 분비를 막아주는 성분이 있어 탄수화물이 단당류로 바뀌는 것을 막아주기 때문에 체지방 감소에 도움을 주기도 한다.

안토시아닌이 다량 함유되어 있어 눈 건강에 좋고 퀘르세틴 성분이 있어 이뇨작용을 도와준다. 콩팥에 좋고 간 건강에도 도움이 되며 폴리페놀 성분이 소화를 촉진시킨다. 비타민A와 비타민C가 풍부해 피부 건강에도 도움을 주며 식물성 에스트로겐 성분이 들어 있어 갱년기 건강에 신경 쓰는 여성들에게 힘이 되는 좋은 식물이다.

제

4

장

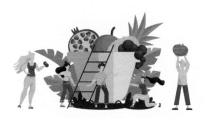

부족한 영양소 섭취는 무엇으로 해결할까?

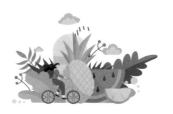

나에게
맞는
건강기능식품

우리 몸의 세포는 매일 태어나고 죽는다. 다시 말해 오늘의 나의 몸은 어제의 나의 몸과는 다르다. 매일 만들어지는 세포에 의해 몸 상태는 바뀌는 것이다. 건강한 몸은 매일 어떤 음식을 먹고 어떤 운동을 하고 어떻게 잠을 자며 어떤 환경에서 사는지로 결정된다.

그중에서 가장 결정적인 요소는 음식이다. 그런데 현대의 환경과 생활습관으로는 건강한 식생활을 유지할 수 없다. 영양의 균형을 맞출 수 있는 식생활을 하려면 엄청난 식재료비를 감당해야 한다. 그래서 가장 쉽게 비용을 절감하며 영양의 균형을 맞출 수 있는 방법이 건강기능식품 섭취다.

수많은 TV 정보나 광고, 지인 소개, 동호인들의 이야기, SNS 검색, 유튜브 검색 등 넘쳐나는 정보 속에서 웬만한 지식 없이는 과연 어떤 것을 선택해 얼마나 먹어야 하는지 판단하기가 너무 어렵고 불안하다. 그렇다고 딱히 상담할 곳도 없다. 중증 질환을 갖고 있는 경우가 아닌데도 병원에 가서 건강기능식품에 대해 문의를 하면 90% 이상의 의사들은 먹지 말라고 권고한다. 어떤 분은 아예 이야기도 못 꺼내고 돌아온다고 한다.

의사들이 건강기능식품을 먹지 말라고 권고하는 이유는 사실 십수 년간 의학을 공부하면서도 영양학을 배울 시간이 거의 없었기 때문이다. 그래서 영양에 대해 질문하면 꽤 많은 의사가 잘 모른다고 답한다. 현대 의학은 약이나 수술로 질병의 증상을 완화시키거나 해결하려는 '대증요법'이다. 그래서 그 증상이 없어지거나 완화되면 질병이 나았다고 판단한다.

그러나 일부 의견을 달리하는 의사들과 약사들도 있다. 질병의 근본 원인을 찾아 그것을 끊어버리려는 '원인요법'을 도입해 환자를 진료하는 기능의학 병원도 생기고 있다. 이미 10년 가까이 기능의학적인 진료를 하며 환자와 함께 얻은 임상 결과를 갖고 있는 의사들도 꽤 있다. 기능의학이 앞으로 우리나라 실정에 맞는 더 많은 긍정적 역할을 하기를 기대해본다.

나는 아이들이 취학하기 전까지 약으로 키웠다. 아이들이 병원에 가는 횟수가 많아져 몸과 마음이 지쳐가던 그때 지인이 건강기능식품을 소개해주었다. 아이들이 건강기능식품을 먹고 나서부터 아토피가 사라졌다. 또 자주 열이 나는 증상이 거의 없어졌고, 집중력이 예전보다 좋아지는 것을 보면서 그 모든 것의 원인이 영양소 결핍에 따른 면역력 저하였다는 것을 알게 되었다.

모자라고 불균형한 영양소를 보충해준 이후로 아이들은 감기나 독감, 인후염, 장염, 중이염 등으로 병원 신세를 지는 일이 단 한 번도 생기지 않았으니 신기하기만 했다. 아이들의 변화에 나도 모르게 영양과 건강에 대한 심도 있는 공부에 빠져들기 시작했으며, 기능의학에 대해서도 자연스럽게 관심을 갖게 되었다.

그럼, 어떤 건강기능식품을 선택해야 할까? 먼저 건강식품, 건강기능식품, 의약품의 차이부터 알아보자.

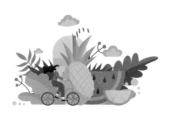

건강식품,
건강기능식품,
의약품의 차이

건강식품이란 원래는 일반식품이라고 표현해야 올바른 표현이지만, 우리는 일반식품을 건강식품이라고 통상적으로 말하고 있다.

1. 건강식품(일반식품) : 대체적으로 건강에 좋다고 알려져 꾸준히 섭취해온 식품이다. 이것에 대한 과학적인 증명은 필요 없다. 흔히 양파즙, 녹즙, 흑마늘, 가시오가피, 산수유, 감초, 동충하초 등이 우리 몸에 좋다고 널리 알려진 식품이지만, 식약처의 인증을 받은 것은 아니라는 뜻이다.

2. 건강기능식품 : 인체에 유용한 기능성 원료나 성분을 사용해 제조·가공한 식품을 말한다. 원료의 기능성은 영양소를 통해 인체의 구조와 기능에 생리학적 작용을 가하는 등 보건 용도에서 유용

한 효과를 얻을 수 있다. 식약처는 동물 시험, 인체 시험 등 과학적 근거가 있는 자료를 심사해서 기능성 원료로 만든 제품을 건강기능식품이라고 인정한다.

3. 의약품 : 약사법에 따르면, '사람이나 동물의 질병을 진단·치료·경감·처치 또는 예방을 목적으로 사용하는 물품 중 기구나 기계가 아닌 것'을 의미한다. 즉, 질병을 치료하거나 예방할 목적으로 식약처에서 의약품 허가를 받아야 일반적으로 말하는 '약'에 속하게 되는 것이다.

그렇다면 건강기능식품이라고 표시되어 있다고 해서 전부 안심할 수 있을까? 대답은 'NO'다. 건강기능식품을 평가할 때 가장 중요한 것은 어떤 원료를 사용했는지다. 건강기능식품은 야채, 과일 등의 원료를 자연 그대로 보존해서 섭취하는 것이 아니라 가공해서 만드는 것이기 때문이다.

다음으로 중요한 것은 좋은 원료를 수급할 수 있는 회사인지다. 좋은 원료를 수급할 수 있는 유기농 농장을 직접 보유해 운영하는 회사라면 최고의 조건이다. 지속적이고 객관적인 검사 데이터를 언제든지 확인할 수 있는, 직접 생산하는 생산설비를 갖추었는지가 중요하다. 건강기능식품을 수정·보완하거나 문제점을 찾아야 할 때 원인을 찾기 위한 역추적이 가능하기 때문이다.

마지막으로 완제품에 대한 임상 결과가 명확해야 한다. 영양학이나 기능의학 분야에는 식물이나 일정한 영양소에 대한 연구와 임상 결과가 많다. 그런데 식물의 원료를 몇 가지 배합하는 경우에 배합한 원료에 대한 효능이나 부작용에 대한 임상 결과도 있어야 한다. 특히 완제품에 표시된 대로 영양 성분이 들어 있는지 들어 있지 않은지 확인하고 까다롭게 선택해야 한다. 나와 내가 사랑하는 가족이 먹는 것이고 곧 그것이 우리의 몸이 될 테니 말이다.

이와 같은 조건들이 왜 중요한지 예를 한번 들어보자. 유기농 야채 주스를 생산해서 판매하겠다고 야심차게 회사를 설립했다고 하자. 그럼 당신은 어떤 일부터 해야 하는가? 원료부터 구하러 다닐 것이다. 유기농 농장에도 가보고 그냥 일반적인 농사 방법으로 재배하는 농장에도 가보고, 엄청나게 질이 좋아 보이는 동물 사료를 사용하는 GMO 농작물도 보러 갈 것이다. 아니면 중국이나 원전 사고 지역 등에서 덤핑으로 들어온 농작물도 만날 것이다.

설립 초기에는 원칙을 지키겠지만, 회사가 재정적으로 어려워졌거나 가뭄이나 홍수로 원료 값이 5~10배로 올라 이익은커녕 손해 보는 일이 생긴다면 처음 먹은 마음을 지켜낼 회사가 과연 얼마나 될까? 또 유기농 원료는 소량만 넣어 표시만 하고 나머지는 합성 첨가물이나 싼 재료를 잔뜩 섞어서 만들 수도 있지 않을까?

너무 부정적인 관점으로만 이야기하는 걸까? 부정적인 이야기라고 묻어버리기엔 좀 씁쓸하면서도 현실적인 이야기다. 기업은 자선단체가 아니고 이윤이 우선되지 않으면 존속할 수 없기 때문이다. 따라서 건강기능식품 회사를 창립한 창업주의 이념과 회사의 역사성도 함께 짚어보는 것이 좋다.

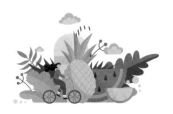

주의해야
할
건강기능식품

비타민이라고 해서 다 같은 비타민은 아니다. 비타민의 제조 과정과 원재료에 따라 하늘과 땅의 차이를 보인다. 예를 들어 시중에 유통되는 비타민C 제품의 99%는 아스코르빈산이다. 아스코르빈산은 비타민C의 일부이지 비타민C가 아니다.

비타민E도 마찬가지다. 비타민E는 1가지 물질이 아니라 자연계에 존재하는 8가지 화합물을 총칭하는 표현이다. 시중에 유통되는 비타민E 제품의 대부분은 알파토코페롤로, 알파토코페롤은 다시 D-알파토코페롤과 DL-알파토코페롤의 2가지 분자형으로 구분된다. 그중 가장 흡수가 안 되는 DL-알파토코페롤이 시중 제품의 주를 이루고 있다. 그 이유는 원가가 싸기 때문이다.

몇 해 전, 비타민E가 전립선암을 유발한다는 연구 결과가 발표되었다. 엄밀히 말하면 비타민E가 아니라 DL-알파토코페롤로 실험한 것인데 언론에서는 그냥 비타민E로 보도했다. 마그네슘도 수많은 종류가 있지만 그중 소비자들이 가장 흔하게 접하는 제품은 가장 싸지만 가장 흡수가 안 되는 산화마그네슘이다. 이런 식으로 시중에서 유통되는 비타민과 미네랄의 90%가 값싼 원료를 사용해 만든 싸구려 제품들이다.

원인은 하나다. 기업이나 유통업자, 수입상, 판매업자 모두 최대의 이윤을 추구하려 하기 때문이다. 이윤을 늘리려면 원가를 낮추는 수밖에 없다. 그렇다고 흡수율이 좋은 제품들의 가격이 크게 비싼 것도 아니다. 하지만 가격에 민감한 소비자의 손은 싼 제품으로 가기 마련이다. 그 차이를 모르기 때문이다.

그런데 성분 표시를 해도 소용없는 경우가 있다. 시중에는 몸에 해로운 제품이 많아서 안 먹는 것보다 못한 제품도 허다하다. 예를 들어 오메가3는 쉽게 산패되는데, 산패된 기름은 몸에 해롭다. 그런데 산패의 예방을 고려하지 않고 제조하는 제품들이 있다. 제조과정에서 이미 산패되는 경우도 있고 유통 과정에서 산패되는 경우도 흔하다. 건강을 위해 먹었지만 산패된 오메가3는 오히려 심장마비의 위험을 증가시킬 수 있다.

싸구려 종합비타민은 석유 부산물에서 추출한 화학 첨가물도 많이 들어가 위장 장애나 알레르기를 일으키기도 한다. 심지어 인공색소, 설탕, 옥수수 전분, 방부제와 같은 어이없는 성분들이 들어가 있는 경우도 있다. 특히 어린이 종합비타민에는 인공색소와 설탕, 감미료의 함량이 더 높다. 정작 비타민과 미네랄 함량은 민망할 정도로 소량인 경우가 많다.

비타민과 미네랄 제품 복용이 필요한 경우가 있는데, 이때 유명 배우가 TV에서 광고하는 대기업 브랜드라고 해서 무조건 믿고 '묻지 마 구매'를 할 일이 아니다. 제품의 성분 표시를 주의 깊게 살펴봐야 한다.

『뉴욕타임스』(2015년 2월)에 따르면, 뉴욕 검찰이 유명 브랜드 건강보조식품 업체들을 무더기로 기소했다. GNC, 월그린Walgreen, 월마트Walmart, 타깃Target 등 대형 할인마트와 건강보조식품 전문 업체들이었다. 기소 사유는 '라벨에 표시된 만큼 실제 영양소가 들어 있지 않다'는 것이었다. 즉, 함량 미달이 문제가 된 것이다. 심한 경우 표시된 성분이 전혀 들어 있지 않았으며, 값싼 쌀가루를 채워 넣은 경우도 있었다고 한다.

사실, 영양 섭취를 위한 최우선의 방법은 좋은 음식을 먹는 것이다. 그러나 음식에 함유된 영양 성분은 터무니없다. 들어가지 말아야 할 성분들이 무분별하게 들어가고 진짜 음식이 아닌 가짜 음식도 많다. 음식으로만 건강을 지킬 수 없는 상황에 처했기에 건강기능식품을 잘 선택해서 보충해야 하는 것이다. 건강기능식품은 어디까지나 보조제이며, 질병을 치료하는 약도 아니다. 또한 어느 1가지만 잘 챙긴다고 해서 건강해지는 것이 아니다. 내 몸도 오케스트라처럼 균형을 맞추는 것이 중요하다.

앞으로 우리나라의 건강기능식품 시장은 크게 확대될 것으로 보인다. 국민들이 지불하는 의료비를 줄이기 위해서는 질병에 걸리는 인구를 줄여야 하기 때문이다. 미리 건강을 유지하는 좋은 방법 중 하나가 영양제 보충이기에 수많은 기업과 제약회사에서 건강기능식품 사업에 이미 뛰어들었으며, 사업 계획도 속속 발표하고 있다. 그 많은 기업이 과연 어떻게 건강기능식품 시장을 만들어갈지, 나는 걱정 반 기대 반으로 바라보고 있다.

제

5

장

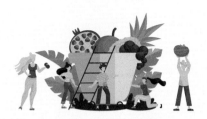

우리 몸의 장기

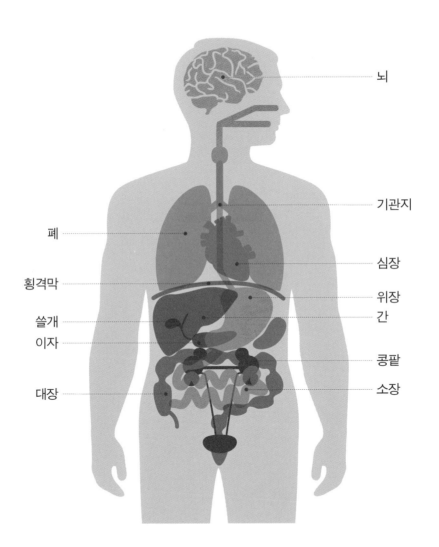

뇌

기관지

폐

심장

횡격막

위장

쓸개

간

이자

대장

콩팥

소장

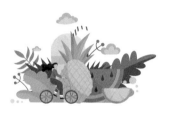

소화계

구강, 인후, 식도, 위, 십이지장, 소장, 대장, 항문까지 연결되어 있는 장기다. 우리 몸 안에 있지만 공기와 접촉되는 체외기관에 속한다. 이에 비해 소화를 돕는 소화관 외부 기관인 간, 췌장(이자), 담낭(쓸개)은 직접 공기가 닿지 않아 체내기관이라 할 수 있다. 여기서는 위, 십이지장, 소장, 대장, 간, 담낭, 췌장에 대해 다루어보겠다.

위

• 알코올, 흡연, 스트레스, 커피, 자극적 음식, 헬리코박터 파일로

리, 아스피린 등은 나쁜 영향을 준다.

- 위산은 위의 벽세포에서 염산HCL을 만들어 분비한다(HCL 중 H는 물H_2O에서, CL은 소금$NaCl$에서 가져왔다). 위산의 재료는 요오드, 아연, 비타민B1으로, 천연소금이 부족하면 만들지 못한다.

- 위산의 양은 소화효소의 분비량에 비례하도록 되어 있는데, 위산이 충분하면 소화기관에 신호를 보내 소화액이 나오도록 준비할 수 있어 담즙 분비나 소화효소를 활성화한다. 전신의 에너지가 부족하면 위산이 부족해질 수 있고 염증 체질이 된다.

- 위산 분비를 방해하는 가장 큰 요소는 헬리코박터 파일로리균이다.

- 위산 저하증은 영양소 흡수율을 떨어뜨리고 각종 건강 문제를 야기한다. 증상으로는 식후 팽만감, 헛배 부름, 잦은 트림, 설사, 소화불량, 소화되지 않은 음식물이 변으로 배출, 많은 가스와 악취, 여드름, 항문 가려움 등이 있다. 자가면역질환의 원인이 된다.

- 역류성 식도염 역시 위산이 부족해서 생기는 경우가 많다.

역류성 식도염에 도움이 되는 영양소

비타민C, 아연, 비타민B군, 요오드, 단백질, 알리신, 칼슘, 마그네슘, 천일염이 중요하다.

십이지장, 소장, 대장

십이지장(샘창자)

위와 연결되어 있는 25cm 길이의 장기다. 쓸개관, 췌장관(이자관)을 통해 각각 담즙(쓸개즙)과 췌장액이 넘어오는데, 지방을 유화시키는 역할을 한다. 췌장액에는 탄수화물을 분해하는 아밀라아제, 단백질을 분해하는 트립신, 지방을 분해하는 리파아제가 모두 들어있다.

소장(공장, 회장)

- 소장은 보통 길이가 6~7m다.
- 공장은 음식물의 소화와 흡수가 가장 활발하게 일어나는 곳이다. 작은 입자의 영양소가 융모돌기에 의해 대부분 모세혈관이나 림프관으로 흡수된다. 소장의 3분의 1 정도를 차지하며 빈창자라 부르기도 한다.
- 회장은 영양소 흡수는 거의 없지만, 비타민B12와 담즙산을 재흡수하는 곳이다. 융털이 없지만 면역에 민감하게 반응하는 집합림프소절(일종의 면역기관으로 파이어판, 파이어스 패치라고도 한다)이 군데군데 있어 외부에 면역 정보를 받아들이는 장

의 은밀한 급소가 있는 곳이다. 아래쪽 3분의 2 부분으로, 돌창자라고도 한다.

대장(충수돌기, 맹장, 결장, 직장)

- 길이는 1.5m 정도로 중추신경과 연결 없이도 스스로 판단해서 운동하는 장기다.
- 충수돌기(막창자 꼬리)는 심한 설사를 하게 되면 유산균의 대피소가 된다. 임신 기간에 호르몬이나 아미노산의 합성으로 태아의 생체 균형을 맞추는 데 도움을 준다.
- 맹장(막창자)은 인체 면역기관에 관여한다. 많은 림프구가 있고 수분과 염분을 흡수해서 결장으로 음식물을 이동시킨다.
- 결장(주름창자)은 상행결장, 횡행결장, 하행결장, S결장, 직장으로 나뉜다. 인체 내에서 가장 많은 세균의 도움을 받아 비타민B군의 일부와 비타민K를 합성해 흡수한 뒤 남은 것을 반고형 상태로 만들어 배출한다.
- 직장(곧창자)은 15cm 정도의 길이로 항문까지 연결되어 있는 마지막 대장 부위다.

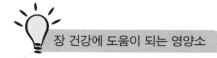

장 건강에 도움이 되는 영양소

유산균, 식이섬유, 알리신, 마그네슘, 오메가3 등이 있다. 음식으로는 블루베리, 바나나, 콩류, 브로콜리, 마늘, 양파, 김치, 해조류, 천연 발효된 사과식초 등이 있다.

장 건강에 나쁜 음식

글루텐(밀가루나 정제 곡물), 붉은색의 육류, 가공된 육류(햄, 소시지 등), 튀긴 음식, 유제품, 매운 식품, 커피, 탄산음료, 가공식품, 통조림 등이 있다.

간, 담낭, 췌장

간

• 해독 작용 : 우리 몸에 들어오는 약물, 음식물, 첨가물 등의 지용성 독소들을 1차적으로 해독해 수용성으로 변환시킨 뒤 혈액으로 보내 대변이나 소변으로 배출시키거나 담즙을 통해 배설시킨다. 몸에 쌓인 독소를 2번에 걸쳐 화학반응을 통해 해

독한다(이때 중요하게 쓰이는 물질이 글루타티온이다. 글루타티온이 부족해서 해독을 제대로 못하면 독소들이 림프관을 타고 돌아다니고 림프부종이 된다).

- 면역 작용 : 간의 대식세포(쿠퍼세포)가 면역 작용에 관여한다.
- 호르몬 조절 : 체내 호르몬 양을 조절하며, 성호르몬 대사에 관여한다.
- 영양분 물질 대사 : 탄수화물, 단백질, 지방, 비타민(A, D, B12)을 저장하고 미네랄(Fe, Cu, Zn)을 저장한다.
- 여러 가지 효소를 합성한다.
- 담즙을 생성하고 빌리루빈(적혈구 분해 과정에서 생기는 물질) 대사에 관여한다.
- 혈액을 응고시키고 혈액량을 조절한다.
- 콜레스테롤을 합성한다.
- 코큐텐을 합성한다.

간 건강에 도움이 되는 영양소

① 간의 염증을 해소시킬 수 있는 영양소(밀크시슬, 실리마린, 강황[커큐민], 오메가3, 셀레늄, 비타민E, 비타민B군, 비타민C, 단델리온 등) ② 항산화 영양소(파이토케미컬. 블루베리[안토시아닌], 양파[퀘르세틴], 녹차[카테킨], 토마토[라이코펜]) ③ 식이유황(MSM. 아미노산을 합성해서 글루타티온 합성에 중요한 촉매 역할을 한다. 마늘, 생강, 시금치, 양배추, 부추, 파, 달래 등에 함유)

간 건강을 위해 피해야 할 음식

① 과도한 탄수화물(패스트푸드, 빵, 떡) ② 과도한 단백질(과한 아미노산 대사는 부담) ③ 첨가제가 많은 육류 가공품(햄, 베이컨, 소시지 등) ④ 짠 음식(나트륨은 혈관이나 장기에 손상을 줌) ⑤ 당이 많은 음식(탄산음료, 과자, 음료 등) ⑥ 술과 약물 등

담낭

- 간에서 만들어진 담즙을 농축, 보관했다가 위에서 주물러진 음식물이 십이지장으로 넘어오면 담즙을 분비해 지방의 소화와 흡수를 돕는다.

담낭 기능에 도움이 되는 영양소

식이섬유는 콜레스테롤로 만들어진 담즙을 흡착해 배출함으로써 콜레스테롤 수치 조절에 도움이 된다.

췌장(이자)

• 췌장의 중요 기능에는 2가지가 있다. 하나는 혼합된 음식물을 소화하는 것으로, 이때 필요한 소화액이 이자액이다. 또 하나는 랑게르한스섬에서 혈당 조절 호르몬 글루카곤과 인슐린을 분비한다는 것이다.

췌장 기능에 도움이 되는 영양소

식물 영양소 중 브로콜리에 많은 플라보노이드, 마늘이나 파에 많은 황, 알리신, 발효식품의 유산균, 비타민C, 각종 항산화제 등이 있다.

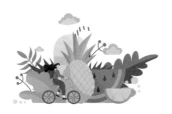

호흡계

호흡계에는 인두, 후두, 기관지, 폐, 횡격막 등이 있다. 폐의 기능에 대해서 알아보기로 하자.

최근 대기오염으로 인해 발암물질 이상의 독성을 가진 초미세먼지가 심각한 문제가 되고 있다. 또한 알게 모르게 생활 속에 스며들어 있는 포름알데히드, 톨루엔, 브롬, 염소 등 환경 독소 문제도 심각하다. 이로 인해 우리의 건강은 심각하게 공격당하고 있다. 실제로 최근 5년간 폐 질환 사망자가 급증했는데, 사망 원인은 폐렴, 만성 폐쇄성 폐 질환, 폐기종 등이었다.

거기에 2000년대 들어 사스SARS, 메르스MERS, 코로나19 COVID-19 등 바이러스성 중증 호흡기 질환이 연달아 출몰하고 있어

호흡기 건강에 대한 관심이 더욱 커져가고 있다.

폐는 공기 중의 산소를 혈액 속으로 받아들이고 혈액 속 노폐물을 몸 밖으로 배출하는 기관이다. 평온한 상태에 있는 성인의 1회당 호흡량은 약 500㎖, 1분당 호흡 횟수는 약 16번, 1분당 호흡량은 8ℓ 정도다. 하루에 총 11,000~13,000ℓ의 공기를 호흡하는 셈이다. 2ℓ 크기의 생수병으로 했을 때 하루에 6,000병이나 된다. 운동을 할 때나 어린이들은 이보다 훨씬 많은 양의 공기를 들이마시게 된다. 그만큼 지구 환경과 공기에 대한 심도 있는 각성과 지구를 살리기 위한 개개인의 끊임없는 노력이 필요하다.

이렇듯 공기 질에 따라 우리의 건강은 크게 좌우될 것이다. 그렇다면 좋은 실내 공기를 얻기 위해 공기청정기는 어떤 것을 사용해야 할까? 공기청정기는 작은 초미세먼지와 같은 오염물질은 물론 바이러스까지 걸러내야 한다. 공기청정기의 성능을 객관적으로 인증해주는 영국 알레르기 재단British Allergy Foundation에서 몇 가지의 인증을 취득했는지 확인하는 것이 좋다. 공기청정기를 잘못 선택하면 오히려 공기가 건강을 해칠 수도 있다.

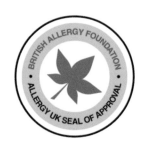

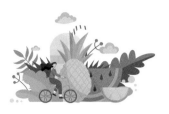

순환계

심장과 혈관

혈액을 순환시키는 원동력이 되는 기관으로 영양분과 산소를 온몸에 공급해 세포가 살아갈 수 있도록 한순간도 쉬지 않고 일하는 장기다. 심장 근육이 수축과 이완을 되풀이하면서 온몸의 노폐물과 이산화탄소를 받아 처리하고 폐에서 공급받은 산소와 영양물질이 있는 혈액을 대동맥을 통해 온몸으로 뿜어낸다. 이 과정을 통해 하루에 약 7,500ℓ를 뿜는다고 한다. 건강한 성인은 개인차가 있지만 1분에 평균 60~100회를 박동한다.

- 동맥 : 영양분과 산소를 공급하는 혈관으로 심장에서 피가 나가는 혈관을 통칭한다(심장에서 폐로 나가는 것을 폐동맥이라 칭하는데, 폐동맥의 피는 더러운 피다).

- 관상동맥 : 심장 표면에 분포되어 있는 혈관으로 3개의 줄기로 되어 있다. 심장 자체에 혈액을 공급하는 중요한 혈관으로 이 혈관이 동맥경화증으로 좁아지거나 딱딱해져서 심장 건강에 이상이 오는 경우가 많다. 혈관이 좁아져 혈액의 흐름이 원활하지 못하면 협심증이 되고, 혈관이 아예 막혀서 조직이 죽으면 심근경색이 오게 된다.

- 정맥 : 모세혈관까지 갔던 혈액이 이산화탄소와 노폐물을 싣고 다시 심장으로 돌아오는 혈관의 통칭이다(폐에서 심장으로 들어오는 정맥을 폐정맥이라 하는데, 정화된 깨끗한 피다). 정맥에는 중력과 근육 수축으로 피가 역류하는 것을 막기 위한 판막이 있다.

- 모세혈관 : 조직 내에서 동맥과 정맥을 연결해주는, 온몸에 그물처럼 퍼져 있는 미세하고 가는 혈관이다.

심장 건강에 도움이 되는 영양소

코큐텐, 니아신, 오메가3, 마그네슘, 비타민C, 셀레늄, L-카르니틴, 판토텐산, 단백질 등.

혈관 건강에 도움이 되는 영양소

단백질, 비타민C, 오메가3, 식이섬유, 비타민A, 토마토에 많은 리코펜, 폴리페놀, 안토시아닌, 커큐민(강황) 등의 식물 영양소(파이토케미컬) 등.

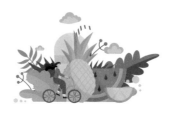

배설계

신장(콩팥)

콩팥 질환자가 과거 대비 2배 이상 증가하고 있다. 각종 먹거리의 오염, 해양오염, 대기오염, 토양오염, 스트레스 증가 등으로 침묵의 장기인 콩팥이 독소를 해독하는 데 과부하를 겪고 있기 때문이다. 간이 우리가 먹은 음식의 독소를 해독하는 기관이라면 콩팥은 우리의 혈액을 해독하는 기관이다. 그 때문에 신장병에 걸린 사람들의 50%가 심장 질환자라는 통계가 있다. 콩팥은 극도로 나빠질 때까지 아무 증상을 보이지 않는 침묵의 장기라 한번 망가지면 되돌리기가 매우 어려우므로 늘 점검해서 지켜야 하는 기관이다.

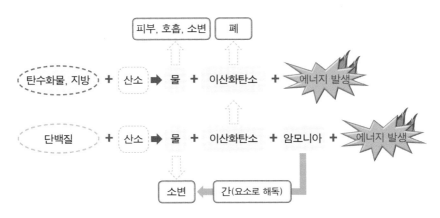

기능

- 몸에 생긴 노폐물을 걸러 유해 물질이 쌓이지 않게 해독한다.
- 혈압을 조절해 체액량을 조절한다.
- 하루 150ℓ의 혈액을 걸러 1~1.5ℓ의 소변을 생성한다.
- 각종 호르몬을 생산한다.
- 대사 작용(인슐린이나 여러 가지 체내 물질, 약물)을 원활하게 한다.
- 적혈구 생성 조절로 빈혈을 예방한다.

주의사항

- 잡곡이 좋다고 무조건 잡곡밥을 먹는 것은 권하지 않는다(현미, 흑미, 율무, 수수 등의 잡곡에 인 성분이 많다).
- 수분 섭취는 콩팥 기능에 도움은 되지만, 필요 이상의 수분은 안 좋을 수 있다(수분 필요량=자신의 소변량+호흡·대변 수분량+

땀 등[500~600cc]).

- 나트륨 섭취를 제한해야 한다(나트륨1 : 칼륨1). 현대인의 식단은 칼륨 섭취가 부족하기 쉽다.

- 약물 제한에 신경을 써야 한다(지용성 비타민, 합성 종합영양제 등은 제한하고 수용성 비타민 위주로 섭취를 권한다).

- 콩팥 이상 시 증상 : 피로감, 저녁 이후 빈뇨, 메스꺼움, 구취(암모니아), 빈혈, 부종, 가려움증, 이상 소변(혈뇨 등), 고혈압, 통풍, 손발 저림 등.

 콩팥 건강에 도움이 되는 영양소

항산화제인 비타민C · 코큐텐, 오메가3, 비타민B군 등

우리 몸속 세포 안 미토콘드리아에서 호흡을 통해 들어온 산소를 이용해 영양소를 에너지로 만드는 과정에서 물과 이산화탄소가 생긴다. 이때 만들어진 노폐물은 피부를 통해 땀으로, 폐를 통해 호흡으로, 콩팥과 방광을 통해 소변으로 배출된다. 탄수화물과 지방의 연소와는 달리 단백질이 분해될 때는 단백질의 구성 성분인 질소 때문에 암모니아가 발생하게 된다. 이 암모니아는 독성이 매우 강한 성분이라 간에서 독소를 제거해 요소로 바뀐 후 소변을 통해 배출된다.

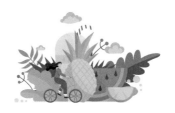

내분비계

내분비계는 쉽게 호르몬을 방출하는 세포나 조직을 말한다. 호르몬은 인체의 특정 기관이나 조직 등에서 합성하는 화학물질이다. 혈액이나 림프계를 통해 방출하고 이 호르몬을 받아들이는 표적 기관(목표 조직)에서는 받아들이는 수용체가 있어야 제대로 작용할 수 있도록 되어 있다.

호르몬 분비는 시상하부의 명령을 받는 뇌하수체가 총괄한다. 식도와 위를 거쳐 소장으로 내려가면 이자에서 인슐린과 글루카곤이 분비되고 인크레틴이 이 두 호르몬을 적절히 활성화해 혈당을 조절한다. 그 외에도 렙틴, 그렐린, 멜라토닌, 세로토닌이나 소화효소 분비 호르몬, 흉선 등 여러 가지가 있으며 인체에서 필요할 때마다 요소요소에서 방출되도록 맞춰져 있다.

	분비 호르몬 종류	기능
뇌하수체 전엽	성장 호르몬	뼈와 근육, 기관 신체의 성장을 촉진하는 역할
	유즙 분비 호르몬(프로락틴)	유선에서 유즙 분비 촉진
	부신 피질 자극 호르몬	스트레스를 받으면 부신 피질 자극 호르몬 양을 증가
	성선 자극 호르몬	생식선을 자극해 성호르몬 분비 촉진
	갑상선 자극 호르몬	갑상선의 합성과 분비를 촉진

	분비 호르몬	기능
뇌하수체 후엽	항이뇨 호르몬(바소프레신 ADH)	콩팥에서 물을 재흡수해 소변의 양을 줄이거나 혈관을 수축시켜 혈압을 상승시키는 기능
	자궁 수축 호르몬(옥시토신)	분만시 자궁 수축을 촉진해 수유할 때 모유 분비를 촉진

제

6

장

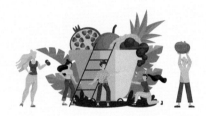

건강을 지키려면 반드시 해야 하는 4가지 관리

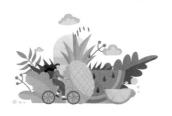

건강을 지키려면
반드시 해야 하는
4가지 관리

- 3대 사망 원인은 변화 없이 유지되었다. 단 2012년부터 심장 질환이 뇌혈관 질환을 앞서기 시작했다.
- 최근 5년간 폐 질환(폐렴, 만성 폐쇄성 폐질환, 폐기종 등) 사망이 급증했다.

우리가 반드시 건강을 지키려면 해야 하는 4가지 관리가 있다. 면역력 관리, 혈액과 혈관 관리, 호르몬 관리, 체지방 관리다.

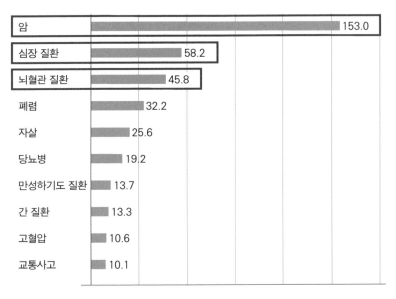

한국인 사망 10대 원인

원인	값
암	153.0
심장 질환	58.2
뇌혈관 질환	45.8
폐렴	32.2
자살	25.6
당뇨병	19.2
만성하기도 질환	13.7
간 질환	13.3
고혈압	10.6
교통사고	10.1

자료 : 2016년 통계청 자료

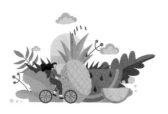

면역력
관리

1. 충분한 수면 취하기(성인은 7시간 이상, 13~18세 청소년은 8~10시간 권고)

2. . 미네랄이 풍부하고 오염이 안 된 좋은 물 섭취와 좋은 질의 공기에서 생활하기

3. 체온을 높이는 데 신경 쓰기(1도 상승 : 면역력 500~600% 증가, 1도 하락 : 면역력 30%, 신진대사 12%, 효소 활동 50% 저하, 특히 복부)

4. 장 관리 중요(장내 세균 관리, 항생제 등 섭취 최소한으로 조절)

5. 적당하게 운동하기(근육에 자극을 주는 것이 중요)

6. 설탕 등 가공식품 최대한 절제하기(임상실험 결과 설탕을 섭취

하면 백혈구수가 1/6로 감소)

7. 영양소 균형 맞추기(특히 항산화 영양소 : 비타민 A · C · E · 코큐
   텐, 셀레늄, MSM, 요오드 등 섭취)

8. 즐겁게 웃기(면역 물질 200배 증가)

9. 음주, 흡연 안 하기

림프 및 면역계

림프계

림프계는 림프관과 림프조직으로 이루어져 있으며, 림프관 사
이사이에 강낭콩 모양으로 생긴 림프절이 있다. 림프절 속에 들어
있는 많은 수의 림프구는 외부에서 침입한 병균으로부터 우리 몸을
방어하는 역할을 담당한다. 림프관은 그물처럼 몸에 퍼져 있는데
목 부위나 겨드랑이, 사타구니 등에 특히 많은 림프절이 모여 있다.

림프계는 2차 면역기관으로, 세포 70~100조 개에서 나오는 노
폐물을 청소하고 각종 세균과 싸우는 기능을 수행하는 우리 몸의
파수꾼이라고 할 수 있다. 림프계는 흉선, 골수, 비장, 편도, 충수,
소장 내 회장에 있는 파이어판과 함께 면역 체계에서 매우 중요한
역할을 한다.

쉽게 이야기하면 정맥혈 안에는 세포가 내놓은 폐기물, 세포 사

이사이에서 흘러나온 바이러스, 백혈구 등이 들어 있는데, 이들의 일부를 림프관으로 빨아들여 이동시키는 것이다. 그런데 먼 길을 가다 보면 도중에 감염을 일으킬 수 있으므로 중간에 폐기물을 모아 전처리를 하게 되는데 그곳이 림프절이다.

림프액이 흘러가는 림프관은 주로 정맥 주변 근육에 의해 1분에 5~8번 수축과 이완을 반복하며 흐르는데, 모세혈관에서부터 시작해 가슴관을 지나 혈액 찌꺼기를 대정맥으로 돌려보내며 여정을 끝낸다.

면역계

면역이란 외부 물질로부터 자신의 몸을 방어하는 현상을 말한다. 우리 몸은 매 순간 외부의 적들과 전쟁을 벌이는데, 최전방을 지키고 있는 방어벽이 피부와 점막이다. 피부나 점막(표면이 끈끈하고 미끄럽게 된 조직, 눈 점막, 코 점막, 위 점막, 장 점막, 귀 점막 등)에 상처가 나는 것 말고도 세균이나 독소가 들어올 수 있는 길은 3가지가 있다.

- 피부(경피독) : 들어온 독소는 10%만 몸 밖으로 배출되고 90%는 남아서 문제를 일으키는 원인이 된다. 샴푸, 린스, 화장품, 치약, 바디클렌저, 생리대, 세제 등에 사용하는 석유계 계면활성제로 인해 피부에 스며드는 독성물질이 알레르기, 아토피, 피부 발진, 성호르몬 교란으로 인한 성조숙증 등을 유발한

다. 기름과 물의 경계면을 녹이는 계면활성제는 단가가 저렴하고 인체와 환경에 좋지 않은 영향을 줄 수 있는 석유계와 저렴하지는 않지만 인체와 환경에 나쁘지 않은 천연 유래 계면활성제가 있다.

- 호흡(경기독) : 공기를 통해서 들어오는 독이다. 초미세먼지, 건축자재나 가구 등에 쓰이는 포름알데히드, 톨루엔 같은 휘발성 유기화합물, 담배연기, 바이러스, 세균, 알레르겐(알레르기를 유발하는 원인 물질), 토양에서 만들어지는 라돈, 건축자재로 쓰이는 석면 가루, 외부 공기 중의 오존, 이온식 · 전기식 공기 청정 방식에서 나오는 오존, 가스레인지의 일산화탄소, 향수, 방향제 등으로 호흡기질환, 알레르기, 아토피, 폐렴, 폐암을 유발하는 원인이 된다.

- 입(경구독) : 입을 통해 들어온 독소는 90%가 배출되지만 10%가 남아서 쌓여 문제가 된다. 바이러스, 세균, 곰팡이, 식품 첨가물, 가공 첨가물, 색소, 알코올, 물에 녹아 있는 POPs, 농약, 중금속, 트랜스지방, 약물 등으로 여러 가지 질병의 원인이 된다.

이 그림은 우리 몸에서 면역 반응이 어떤 과정을 통해 이루어지는지 쉽고 간단하게 알아보기 위해 그려놓은 것이다. 우리 몸의 면역 반응은 간단하게 표현할 수 없을 만큼 매우 심오하고 복잡하다.

우리 몸에 ① 독소나 병원균이 들어오면 가장 먼저 ② 대식세포

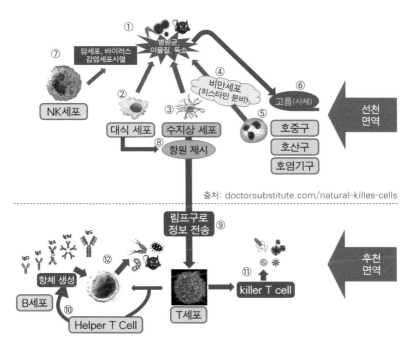

출처: doctorsubstitute.com/natural-killes-cells

출처: https://ko.wikipedia.org/wiki/B세포, T세포

macrophage와 ③ 수지상 세포가 알아차려 혈액으로 들어가고 ④ 비만세포mast cell는 히스타민이라는 물질을 분비해 혈관을 확장시켜 백혈구들이 오기 쉽게 만든다. ⑤ 호중구라는 백혈구가 달려와 독소들과 싸워서 죽이게 되는데 ⑥ 고름이라는 형태로 그 흔적을 볼 수 있다. 한편 감염을 일으킨 지 약 12시간이 지나면 ⑦ NK세포가 나타나 암세포와 바이러스에 감염된 세포를 죽인다. 출몰한 ② 대식 세포도 항원(병원균, 독소 등 트러블의 원인 물질) 제시(어떤 종류의 독소인지 알리는 작용)를 하고 ③ 수지상 세포도 적군이 출몰했다는

정보를 림프구인 T세포가 알 수 있도록 두들겨 깨우며 ⑧ 항원 제시를 한다. 그 정보를 받은 ⑨ T세포는 B세포에게 항체(병원균, 독소 등을 처리할 수 있는 해결 물질)를 만들도록 도와주는 ⑩ Helper T Cell을 보내고 또 다른 ⑪ Killer T Cell로 분화해 직접 출동해 적군과 싸운다. ⑫ 항체를 만든 B세포는 직접 적군에 맞는 항체(IgG, IgM, IgA, IgE, IgD)를 만든 후 이것을 가지고 나가 적군들을 직접 죽인다.

우리 몸의 면역 시스템은 선천적인 면역과 후천적인 면역으로 나뉜다. 몸에 이물질이 들어오면 즉시 가동되는 것이 선천 면역이다. 가벼운 사건을 처리할 수 있는, 일반 경찰과 연계된 보안 시스템과 같다. NK세포와 백혈구 5개 중 호중구, 호산구, 호염기구, 단핵구(대식 세포) 등 4개가 이에 속한다.

후천 면역은 범인이나 스파이의 활동성을 판단해서 주도면밀하게 대응하는 특수부대 명령 체계와 같다. 백혈구 중에 림프구(T세포, B세포)가 그에 속한다. 여기서 언급하지 않았지만 호산구(기생충 감염, 알레르기에 반응)와 호염기구(염증, 알레르기 등 비만세포와 관련)가 있다는 것도 알고 넘어가면 좋겠다.

단핵구의 대식 세포는 존재하고 있는 곳에 따라 그 이름이 달라지지만 그 역할은 같다(뼈, 간, 중추신경, 결합조직, 표피 등에 존재한다). 모든 백혈구는 골수에 존재하는 조혈모세포에서 분화하는 한 가족이다. 조혈모세포에서 분화하는 것은 백혈구만이 아니다. 조혈모세포는 적혈구와 혈소판 등의 모든 혈액 세포를 만드는 출발 세포다.

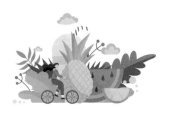

혈액과
혈관
관리

모든 질병은 혈액이 더러워지고 오염되면서 발생한다. 혈액이 더러워지는 유력한 원인은 산성화에 있다. 혈액이 산성화되면 만성피로가 오고 노화도 쉽게 온다. 염증 수치가 올라가 암이 쉽게 생긴다.

혈액의 산도는 pH 7.2~7.4 정도의 약알칼리일 때 건강하다고 하는데, 현대인들의 혈액은 산성으로 치우쳐 있는 경우가 많다. 혈액의 산성화를 가중시키는 원인으로는 식생활의 불균형, 스트레스, 대기오염, 약물 과용, 식품 첨가물이 많이 들어 있는 인스턴트식품, 탄산음료, 역삼투압 음용수, 술 등이 있다. 혈액이 산성화가 된 것을 우리 몸에서 방치하지 않고 약알칼리로 유지해주는 주된 역할을 하는 영양소가 칼슘과 아미노산이다.

우리는 혈액을 맑고 건강하게 유지하려고 노력해야 한다. 그러나 더욱 중요한 것은 혈액을 담아 나르는 혈관의 건강이다. 혈관이 약해져 문제가 생기면 순식간에 치명적인 질병이 발생해 돌이킬 수 없게 되기 때문이다.

혈액은 골수에 있는 조혈모세포(혈액 줄기세포)에서 만들어진다. 모든 백혈구, 혈소판, 적혈구는 이 조혈모세포라는 한 부모 밑에서 태어나며 인체에서 자신의 역할을 하다가 수명을 다하면 비장에서 파괴된다. 하루에 40~50㎖ 정도가 매일 만들어지고 죽는다. 적혈구의 수명은 3~4개월 정도 되기 때문에 집중해서 식이요법과 운동을 하고, 영양 균형을 잘 맞추면 비교적 쉽게 좋아질 수 있다.

그러나 혈관은 그렇지 못하다. 생활습관이나 식습관, 가족력 등에 의해 만들어진 혈관을 건강한 상태로 되돌리기 위해서는 최소 7~8개월 이상의 노력이 필요하며, 건강한 식습관이 자리 잡을 때까지 2년 정도는 꾸준히 노력해야 한다. 더군다나 나이가 들어감에 따라 노화로 인한 탄력 저하가 발생하고, 혈압과 혈당에 의한 혈관 손상이 가속화되며, 점점 동맥이 딱딱해진다. 혈관을 잘 지키는 사람이 건강한 노년기를 보낼 수 있고, 활기찬 삶의 주인공으로 살아갈 수 있다.

빈혈과 저혈압

빈혈은 혈액량이 부족해서 생기는 것이 아니라 혈액 안에 적혈구 수치가 부족해서 생기는 질병이다. 빈혈의 원인은 여러 가지가 있다.

1. 철 결핍성 빈혈 : 철분을 보충해주면 해결된다. 임산부, 사춘기, 소화관 출혈, 월경 과다, 아스피린 복용, 소화기 궤양 등이 원인이다.

2. 용혈성 빈혈 : 적혈구가 파괴되어 생기는 빈혈로, 황달이나 담석 증상을 보이기도 한다.

3. 재생 불량성 빈혈 : 골수의 기능 저하로 혈액을 만들지 못해 적혈구, 백혈구, 혈소판이 감소하는 병이다.

4. 거대 적아구성 빈혈 : 비타민B12나 엽산의 결핍으로 생긴다.

5. 속발성 빈혈 : 다른 병에 수반해 일어나는 빈혈로 암, 자가면역질환, 신부전 등에서 발생할 수 있다.

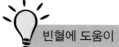
빈혈에 도움이 되는 영양소

비타민B12, 엽산, 완전 단백질로, 이 가운데 어느 것 하나라도 빠지면 적혈구가 만들어지지 않는다. 헤모글로빈을 위해 철분 보충과 철분의 흡수를 돕는 비타민C의 섭취가 중요하다.

저혈압은 일반적으로 수축기 혈압이 90mmHg 미만, 이완기 혈압이 60mmHg 미만일 때를 말한다. 저혈압인 사람은 대체적으로 마른 체형이고 근육 발달이 약한 경우가 대부분이다. 어지러움, 구역질, 집중력 저하, 가슴 답답증, 실신 등의 증상이 나타나는데, 수분 부족, 저산소증, 심근 수축력 감소, 부신 피로, 기흉, 심장판막 이상 등이 원인이다. 대부분 미네랄과 비타민 등이 부족한 상태인 경우가 많다. 심근의 수축력이 너무 떨어지면 고혈압이 아니라도 뇌경색이 올 수 있기 때문에 간과해서는 안 되는 증상이다.

저혈압에 도움이 되는 영양소

요오드, 셀레늄, 아연, 비타민A, 철분, 완전 단백질, 비타민C, 비타민B군, 칼슘, 마그네슘, 불포화지방산(오메가3), 종합영양제, 마늘(디알릴 디설파이드), 천일염 등이 좋다.

고혈압과 고지혈증

대한고혈압학회는 2018년에 고혈압 진료 지침을 발표했다. 의학 전문지 『MEDICAL Observer』(2018년 5월 18일)에 실린 기사를 보면, 미국심장학회가 고혈압 기준의 가이드라인을 140mmHg

/90mmHg 이상에서 130mmHg/80mmHg 이상으로 낮춘다고 발표했다고 한다. 그러나 이 지침을 따르면 우리나라 30세 이상 성인의 50%가 고혈압 환자가 될 수 있다는 의견이 있고, 그 외 여러 가지 상황을 고려할 때 부적합하다고 판단해 미국의 지침을 따르지 않기로 했다고 한다.

1900년 초반에는 고혈압의 기준이 160mmHg/100mmHg이었다. 그런데 1974년에 독일에서 140mmHg/90mmHg으로 기준치를 내리자 고혈압 환자 수가 700만 명에서 2,100만 명으로 늘었다. 2003년 미국의 고혈압합동위원회는 고혈압 전前 단계를 130~139mmHg/85~89mmHg로 더욱 낮추었다. 그런데 2018년 미국심장학회의 가이드라인은 130~139mmHg /80~89mmHg를 고혈압 전 단계가 아닌 고혈압 1단계로 진단하라는 이야기였다.

이렇게 지침이 바뀌는 것에 대해 자세히 봐야 한다. 고혈압의 기준을 낮추면 고혈압의 유병률이 높아지기 때문에 혈압을 조기에 관리할 수 있다고 해석할 수 있지만, 고혈압을 무조건 약으로 치료하려는 것에는 아쉬움이 남는다. 대부분 혈압 약을 먹기 시작하면 거의 평생 먹게 되는데, 그것은 결국 혈압 약으로는 고혈압을 치료할 수 없다는 뜻이기도 하다. 의사들 사이에서도 고혈압 약에 대한 찬반론은 계속되고 있다. 무엇보다 우리의 몸이 질병으로 가기 전에 건강에 대해 스스로 알고 관리해 병원에 의존하지 않고 사는 것이 좋다.

고혈압은 증상이 없다. 그런데 어째서 예의 주시해야 하며 건강

분류	한국		미국	
	수축기 (최대 혈압)	이완기 (최소 혈압)	수축기	이완기
정상	120mmHg 미만	80mmHg 미만	120mmHg 미만	80mmHg 미만
고혈압 전 단계	120~139mmHg	80~89mmHg	120~129mmHg	80mmHg 미만
1기 고혈압	140~159mmHg	90~99mmHg	130~139mmHg	80~89mmHg
2기 고혈압	160mmHg 이상	100mmHg 이상	140mmHg 이상	90mmHg 이상

의 척도로 판단하는 것일까? 우리의 혈관은 건강한 상태에서 호흡을 하는 동안에도 매 순간 활성산소에 의해 공격을 받고 있는데, 혈압이 높아지면 높은 압력으로 인해 혈관 벽이 급속히 손상되고 출혈을 막기 위해 면역반응이 일어난다. 혈소판, 백혈구, 콜레스테롤, 칼슘 등이 손상된 혈관 내피세포를 감싸면서 플라크가 쌓여 혈관 벽이 단단하고 두꺼워지는 동맥경화로 진행된다. 그러다 플라크 중의 일부가 떨어져 나가면 여러 장기에 심각하고 치명적인 손상을 미쳐 심부전, 심장비대, 심근경색, 협심증, 뇌경색, 뇌출혈, 만성 신부전, 망막증, 대동맥박리 등의 질병으로 이어지는 것이다.

현재 고혈압 환자는 약 1,000만 명으로 30대 이후 성인 3명 중 1명은 고혈압 환자라고 보면 된다. 30대 이후의 성인 중 자신이 고혈압이라고 인지하는 경우는 20%밖에 되지 않는다고 한다.

고혈압이 생기는 원인은 심장에서 온몸으로 혈액을 보내야 생명을 유지할 수 있는데, 우리 몸 중요 기관으로 가는 혈액이 그 길에 문제가 생겨 심장이 압력을 높여서라도 각 기관에 혈액을 공급해야겠다는 자가 치유의 증상으로 생기는 것이다. 우리 몸은 스스로를 지키기 위해 컴퓨터보다 더욱 완벽한 시스템으로 운용되고 있는데, 잘못된 식습관, 안 좋은 생활습관, 운동 부족, 스트레스, 좋지 않은 공기 등에 지속적으로 노출되면서 이 시스템에 의해 고혈압이 생기는 것이다. 결국 고혈압은 많은 질병으로 가는 미병 증상이다.

간혹 복부 비만이나 인슐린 저항도 없는 마른 체형인데 고혈압인 사람이 있다. 이 사람들은 영양실조에 의해 혈관 건강이 안 좋아서 생기는 경우라고 보면 된다. 이때 고혈압의 전 단계라고 진단을 받았다고 해서 아무 노력도 없이 약으로만 해결하려는 것은 여러모로 안타까운 일이다. 물론 급성으로 오거나 심각한 질병으로 이어질 수 있는 상황이라면 당연히 의사의 지시에 따라야 한다. 하지만 그러지 않고도 혈압을 조절할 수 있다면 최상의 방법이라고 생각한다.

고혈압에 도움이 되는 영양소

- 칼륨 : 나트륨을 배출하는 기능을 한다.
- 마그네슘 : 스트레스 이완과 심장 근육 이완에 도움을 준다.

- 코큐텐 : 미토콘드리아 활성화에 도움을 주며, 직접적인 영향을 주는 영양소다(임상 결과로 증명되었다).
- 칼슘 : 세로토닌을 상승시키는 영양소로 미토콘드리아의 균형을 조절한다.
- 필수 지방산(오메가3) : 혈행을 개선하고 염증을 감소시키며, 중성지방 수치와 콜레스테롤 수치를 조절한다.
- 아미노산(아르기닌) : 인슐린 저항성과 혈관 염증을 개선하며, 산화 스트레스를 감소시키고, 산화질소를 발생시킨다. 비타민C, 비타민B군이 필수적이다. 동맥 혈관 내에서 생성되는 산화질소는 단 10초만 없어도 세포가 괴사할 정도로 혈관 내 중요한 물질로 혈관의 확장, 혈류량 조절, 혈전 예방, 면역 증강, 혈관 형성, 상처 치료, 식균 작용, 신경전달 역할을 하는 물질이다. 20대에 100%가 나오고 40대에는 50%로 감소하며, 그 이후 10%씩 감소한다.

고혈압 약의 원리와 부작용

고혈압 약으로 혈압을 조절하는 인위적인 방법을 먼저 사용하기보다는 고혈압의 원인을 없애는 노력을 해야 한다. 그렇게 하고 나서도 안 된다면 약물 치료를 병행해야 한다. 이 표에서 보는 바와 같이 혈압약을 장기간 복용하면 결국 몸속 혈액의 질은 더욱 나빠지게 된다. 혈액순환 장애, 신부전, 통풍, 당뇨, 우울증, 중풍, 치매, 뇌출혈까지도 유발하는 결과를 가져온다는 것을 간과해서는 안 된

혈압약	원리	부작용
이뇨제	혈액의 나트륨과 수분을 강제 배출함으로써 혈압을 낮춤	통풍, 당뇨, 콩팥 기능 저하, 권태, 무력감, 칼륨 결핍, 신부전, 치매, 중풍, 갈증, 변비 등
베타 차단제	심장에서 교감신경과 결합해 심장이 빨리 뛰게 하는 작용을 차단함	LDL의 수치를 높이고 HDL의 수치는 낮추는 부작용, 피로감, 무기력, 수면장애, 우울증, 수족냉증 등
알파 차단제	혈관에서 교감신경과 결합해 혈관이 수축하는 작용을 차단함	심장박동의 증가, 현기증 등
ACE 억제제	혈관을 수축시키는 효소 생성을 방해하고 혈관을 확장함	마른기침, 혈관성 치매, 만성 신부전증 등
칼슘 채널 차단제	혈관 민무늬근의 칼슘 작용을 차단해 혈관을 확장함	현기증, 변비, 식욕부진, 안면홍조, 두통, 심한 권태감, 혈액순환 장애 등

다. 나에게 적절한 혈압 수치는 '자기 나이+90mmHg'이다. 예를 들어 나이가 60세인 사람은 60+90=150mmHg가 정상 혈압이다.

콜레스테롤은 과연 해로운 물질인가?

콜레스테롤은 성호르몬을 비롯한 여러 가지 호르몬 합성과 비타민D 합성, 세포막, 담즙, 뇌, 신경세포의 중요한 원료로 지용성 비타민, 오메가3 등 지방의 체내 흡수를 도와준다. 또 지방은 뇌의 40%를 차지하며 그중 30%가 콜레스테롤로 되어 있기에 매우 중요한 물질이다. 콜레스테롤이 부족할 경우 우울증, 신경통, 소화 부진, 발기부전, 건망증, 치매, 자살 충동 등에 영향을 준다.

콜레스테롤은 혈관 염증 치료에도 필요하다. 음식으로 섭취하지 않아도 간에서 필요한 만큼 만들어낸다(약 80%). LDL은 콜레스테롤뿐만 아니라 비타민E, 중성지방 등을 태우며, 혈액을 통해 세포로 나가 일을 할 수 있도록 실어 나르는 운반차라고 이해하면 된다. 세포막, 담즙, 호르몬 생성, 상처 치유 등 세포나 혈관에 문제가 생기면 더욱 많이 실어 나르게 된다.

지난 몇 년간 여러 가지 임상 실험과 논문은 포화지방과 콜레스테롤 수치가 심장질환과 아무 연관성이 없다고 주장했다. 그중 미국의 심장 전문의 스티븐 시나트라Stephen Sinatra와 식품영양학자 조니 보든Jonny Bowden은 LDL콜레스테롤을 LDL-A형(크기가 크고 밀도가 낮은)과 LDL-B형(크기가 작고 밀도가 높은) 2가지로 나눈다. 이들은 LDL-B형이 심장질환의 진정한 위험 인자라고 했으며, 심장질환의 진짜 범인은 콜레스테롤이 아니라 염증이라고 했다.

이들은 심장질환을 예측하는 방법도 알려주었는데, B형의 LDL(저밀도지단백질)을 늘리는 주범은 높은 중성지방(우리 몸에 지방이 저장될 때 간에서 중성지방으로 합성되며 탄수화물이 지방으로 저장될 때에도 중성지방의 형태로 저장된다)과 낮은 HDL(고밀도지단백질. 혈액 내에 쓰이고 남은 지방과 콜레스테롤을 간으로 돌려보내는 이른바 청소차다) 수치라고 했다. 이들은 중성지방 수치를 HDL 수치로 나눈 값이 3 이상이면 인슐린 저항성이 있다고 추정했다. 예를 들

분류	기준치	정상 범위
중성지방	200mg/dℓ	150mg/dℓ
HDL	40mg/dℓ	40mg/dℓ
LDL	160mg/dℓ	130mg/dℓ
총 콜레스테롤	240mg/dℓ	200mg/dℓ

면 150mg/dℓ(중성지방)÷30mg/dℓ(HDL)는 5인데, 3보다 크므로 인슐린 저항성을 예측할 수 있다. 그리고 총 콜레스테롤 수치는 LDL+HDL+(중성지방: triglycerides×1/5=초저밀도지단백[VLDL])이라고 할 수 있다.

LDL콜레스테롤 수치가 높다고 무조건 나쁜 것이 아니라 LDL-B형이 많아질수록 산화의 위험성이 높아지고 염증이 증가된다. 이들은 LDL-B형을 예측할 수 있는 방법을 제시했다. 중성지방 120mg/dℓ 이상이면서 HDL콜레스테롤 수치가 남성은 40mg/dℓ, 여성은 50mg/dℓ 이하일 때, 중성지방 수치가 높으면 LDL-B형의 수치가 높아지는 상관관계가 있다는 것이다. 그래서 제대로 된 건강 지식으로 콜레스테롤 수치와 중성지방의 수치를 잘 관리해야 한다.

고지혈이 되는 원인

고지혈이라고 약부터 처방받을 것이 아니라 고지혈이 된 이유
가 무엇인지 먼저 파악한 후 그 원인부터 제거해야 한다.

- 갑상선 기능이 저하되었을 때, 요오드 결핍일 때, 부신 기능이
  떨어졌을 때
- 피임약을 복용할 경우
- 스테로이드 호르몬이 함유된 단백질 보충제를 섭취할 경우(근
  육을 형성하는 보충제)
- 갱년기에 처방 받은 호르몬제를 복용했을 때
- 간이 안 좋을 때(지방간: 밥, 떡, 빵, 밀가루, 설탕, 술의 과식)
- 염증이나 감염이 있을 때
- 일부 고혈압 약을 복용하거나 아스피린을 복용했을 때
- 당뇨나 인슐린 저항성이 원인인 다낭성난소증후군일 때
- 체내 중금속 농도가 높거나 산화 스트레스가 많을 때

고지혈 약(스타틴계)의 부작용

환원효소HMG-CoA reductase 저해로 콜레스테롤과 코큐텐의 합성을 막는
약물이다. 콜레스테롤 수치는 내려갈 수 있지만 콜레스테롤이 필요한 곳에

공급이 안 됨으로써 부작용이 동반되는 심각한 단점이 있다.

- 근육통(세포막의 재료, 코큐텐의 결핍이 원인)
- 발기부전, 정력 저하(성호르몬의 원료)
- 신경학적 부작용, 브레인 포그(두뇌 구성 성분)
- 간 기능 저하나 손상
- 백내장 증가 위험
- 당뇨병 위험 2~3배 증가(과혈당증 유발)
- 코큐텐의 합성을 억제함으로써 코큐텐이 많이 필요한 장기에 부담을 주게 된다(심장, 간, 폐, 콩팥, 뇌 등)
- 복통, 설사, 가스, 두통이 동반되며 노화가 쉽게 진행된다.
- 비타민A·D·E·K·B12, 엽산, 칼슘, 마그네슘, 아연, 인산염을 고갈시킨다.

콜레스테롤이 만들어지는 과정을 간단히 설명하면 아세틸-CoA가 콜레스테롤을 합성할 때 HMG-CoA 환원 효소가 작용하는데, 스타틴계 약물이 이 효소의 작용을 방해하기 때문에 그 다음으로 가는 데 문제가 생겨 콜레스테롤 생성이 어려워지는 것이다. 그 과정에서 콜레스테롤뿐만 아니라 코큐텐과 노화를 예방하는 돌리콜dolichol의 생성을 방해한다는 뜻이다.

콜레스테롤에 대한 연구가 계속되면서 지난 몇 년 전부터 콜레스테롤에 대한 오해가 점점 풀려가고 있다. 2018년 9월 17일 영국의 『데일리메일』은 미국, 영국, 아일랜드, 이탈리아, 스웨덴, 프랑스, 일본의 심장 전문의 17명이 총 129만 1,317명을 대상으로 임상 시험을 한 결과, 나쁜 콜레스테롤인 LDL콜레스테롤 과다가 심장병을 유발하지 않는다고 발표했다고 보도했다.

이들은 월간 과학 전문지 『임상약리학 전문가 리뷰Expert Review of Clinical Pharmacology』에 발표한 전문가 리뷰를 통해 혈중 LDL 수치가 높은 것과 동맥경화 사이에는 연관이 없는 것으로 나타났다고 밝혔다. 또 이들은 급성 심근경색 환자들은 LDL 혈중 수치가 정

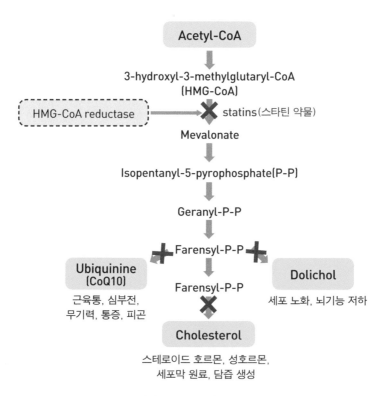

출처 : Medscape/Br J Anaesth 2009 Oxford University Press

상 수준을 밑돌았으며 LDL 수치가 낮은 사람들이 오히려 감염 질환과 암 발생률이 '현저히' 높게 나타났다고 말했다.

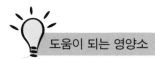

도움이 되는 영양소

담즙의 원료로 소장에서 지방질을 대사한 후 재흡수되는데, 이때 수용성 식이섬유에 의해 배설되어 콜레스테롤 수치를 낮추는 데 도움을 준다. 오메가 3, 레시틴, 감마리놀렌산, 쿼르세틴, 유산균 등이 있다. 단 폴리코사놀이나 홍국은 콜레스테롤 생성을 저해하는 식품이라 스타틴계 약물과 기전과 비슷하다는 것을 염두해서 선택해야 한다.

심혈관계 질환의 종류

부정맥

- 심장이 불규칙적으로 뛰는 현상이다(심장은 원래 1분에 평균 60~100회 정도 박동한다).
- 증상 : 수면 중 맥박이 70~90회, 운동하거나 스트레스를 받았음에도 70~90회밖에 안 뛰며, 갑자기 핑 돌면서 어지럼증을 느끼거나 '요즘 정말 피곤하다'고 느낀다.

- 심장 질환자(약 140만 명) 중 3분의 1이 부정맥 증상을 보인다.
- 부정맥 중에 중풍의 원인이 되는 심방세동은 20~30년 이내에 2~3배 증가할 것으로 예상된다.
- 예방이 어렵고 뚜렷한 원인이 없어서 계속 증가하고 있다.
- 심장의 전기 이상으로 생기는 현상이다(심장 근육을 자율적으로 뛰도록 하는 데 필요한 전기는 동결절에서 발생해 방실결절로 전달되면서 심장 근육을 자극해 수축과 이완을 하도록 한다).

협심증

- 심장에 영양분과 산소를 공급하는 중요 혈관 3곳(관상동맥) 중 어느 한 곳이라도 협착되거나 혈류 공급이 감소함으로써 산소나 영양 공급이 줄어 허혈 상태로 가는 상황을 말한다.
- 가슴을 쥐어짜는 듯한 통증이 5분 이내로 지속되다가 심장 박동이 안정되고 바로 호전되면 협심증일 가능성이 높다.

심근경색

- 심장 근육에 혈류를 공급하는 관상동맥이 막혀서 산소와 영양분 공급이 차단된 상태다.

- 20분 이상 가슴을 쥐어짜는 듯한 통증을 동반하며 심장마비로 연결될 가능성이 높다.
- 골든타임 1시간 내에 본격적인 치료를 할 수 있는지가 생사를 결정한다.

뇌동맥류

- 뇌혈관이 풍선이나 꽈리 모양으로 부풀어 오르는 현상이다.
- 파열 시 엄청난 두통, 구토, 어지러움, 시력 저하, 의식 저하가 오며 뇌출혈이 올 수 있다.
- 뇌동맥류는 유전적인 요인이 가장 크다고 알려져 있다.

뇌출혈

- 뇌혈관이 터져 출혈이 발생한 상황을 말한다.
- 심한 두통, 메스꺼움, 구토, 편마비, 한쪽 눈이 잘 안 보임, 언어장애, 정신장애, 혼수상태 등이 발생한다.

뇌경색

- 뇌혈관이 막혀 뇌 조직이 괴사하는 질환이다.
- 어지럽고 말이 어눌해지고, 한쪽 다리나 팔에 힘이 안 들어가면서 운동장애가 느껴진다. 골든타임 4시간 내에 약물 치료나 수술을 하면 중증으로 가는 것을 저지할 수 있다.
- 고혈압 약을 복용하면 뇌출혈보다 뇌경색 발병률이 4.5배 더 높아진다.

심혈관계 질환에 대비하기 위한 좋은 영양소

- 혈압 조절 : 코엔자임Q10
- 혈행 개선 : 오메가3, 감마리놀렌산, 은행잎 추출물
- 중성지방 : 오메가3
- 콜레스테롤 : 감마리놀렌산, 레시틴, 마늘
- 항산화 : 비타민E, 코엔자임Q10
- 담즙 배출이나 독소의 흡수 방지 : 식이섬유
- 기타 역할 : 중요 효소 활성화 도움, 비타민B군, 비타민C, 비타민D

분류	기준	
허리둘레	남자 : 90cm 이상	여자 : 85cm 이상
중성지방	150mg/㎗ 이상	
혈압	130mg/㎗ 이상이거나 고혈압 약물 복용 중인 자	
공복혈당	100mg/㎗ 이상이거나 당뇨병 약물 복용 중인 자	
HDL	남자 : 40mg/㎗ 미만	여자 : 50mg/㎗ 미만

통풍

통풍의 원인은 요산이 아니라 당분 과다에 의한 인슐린 저항에서 생긴 염증이다. 대개 세포가 대사하고 죽을 때 DNA, RNA 등의 핵산 물질이 깨지면서 퓨린이 요산으로 전환되고 음식물을 통해서도 전환된다. 현대에 와서 음식물로 인한 통풍 발생이 점점 늘어나고 있는 추세다. 요산을 분해하는 효소가 없기 때문에 콩팥을 통해 배설되지 못하고 혈액에 쌓여 관절 부위에 염증과 함께 극심한 통증을 동반하는 질병이라고만 인식된다. 그 때문에 요산이 문제라고 생각해서 요산을 배출하는 약을 사용하지만, 염증이 해결되지 않아 재발하는 경우가 많다.

요산은 체내의 천연 항산화제다. 요산의 수치가 높으면 자가면역증, 심근경색, 알츠하이머, 파킨슨, 다발성경화증 등을 예방할 수 있다. 요산 수치가 너무 낮다는 것은 염증을 낮추는 영양소가 부족

퓨린이 적은 식품	퓨린이 적당한 식품	퓨린이 많은 식품
달걀, 치즈, 과일, 버터, 우유, 빵, 요구르트, 채소	가금류, 생선류, 견과류, 콩류(완두, 강낭콩), 버섯, 시금치, 아스파라거스	육류 내장 부위(심장, 간 등), 육즙, 술, 맥주, 새우, 바닷가재, 생선류(등 푸른 생선) 등
자유롭게 섭취	주 1~2회	제한

하다는 의미다. 요산의 수치를 굳이 낮출 것이 아니라 염증의 원인을 없애는 것이 통풍의 해결 방법이다.

증상으로는 관절 부위가 빨갛게 붓고 통증 부위에서 열이 난다. 갑작스럽게 엄지발가락 관절에 주로 나타나고 관절염 부분에 통증이나 부종으로 고통이 심해진다.

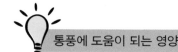

통풍에 도움이 되는 영양소

충분한 수분, 항산화제, 비타민B군, 충분한 양의 비타민C, 파이토케미컬, MSM, 오메가3, 칼슘, 마그네슘, 아연, 망간, 몰리브덴, 글루타티온, 요오드 등이 있다. 중금속(수은, 납)·환경호르몬·환경 독소 중독을 해독하며, 비만, 인슐린 저항성의 대사증후군을 해결하면 통풍이 완화될 수 있다.

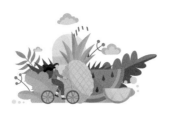

호르몬
관리

인슐린과 글루카곤

췌장(이자)에서는 소화효소액 외에 랑게르한스섬이라는 곳의 알파 세포에서는 글루카곤, 베타 세포에서는 인슐린이 분비된다. 이 두 호르몬은 서로 길항작용(어떤 환경 변화로 서로 반대되는 성질이 작용할 때 경쟁적으로 항상성을 유지하려고 대처하는 현상을 말한다. 교감-부교감이나 갑상선의 칼시토닌-부갑상선의 파라토르몬[PTH] 등이 대표적인 예다)을 하며 혈액 속 혈당을 수시로 조절한다.

글루카곤은 간으로 하여금 포도당을 분비하도록 해 지방이 혈액으로 방출되도록 촉진하는 호르몬이다. 인슐린은 탄수화물·단백질·지방 대사를 촉진하고 간에서 포도당이 혈액으로 나오는 것을 억제한다. 혈당이 높으면 인슐린 분비량이 늘어 혈당을 낮추게 된다.

한마디로 글루카곤은 지방 소비 호르몬, 인슐린은 혈당 감소 호르몬 또는 지방 축적 호르몬이라고 한다. 스트레스나 잦은 당 섭취, 영양 불균형 등으로 인슐린을 잘못 관리해서 호르몬 분비에 문제가 생기면 인슐린이 제 기능을 못하게 되는데, 이때 남아도는 포도당을 지방으로 바꾸는 인슐린 저항성이 생긴다. 인슐린 저항성으로 인해 당뇨병이 오거나 만성 대사증후군을 겪게 되며 심혈관계 질환에 노출되게 된다.

당뇨는 크게 3가지 증상을 보인다. 첫 번째는 '다식多食' 현상이다. 혈액 속의 당을 세포로 옮겨야 하는 인슐린이 제 기능을 못해서 혈액 속에 당은 넘쳐나지만 세포는 포도당이 안 들어오니 에너지를 낼 수 없게 되는데, 이때 뇌는 배가 고픈 상태로 인지해 먹게 하는 것이다. 두 번째는 '다음多飮' 현상이다. 혈당이 계속 비정상적으로 높으면 뇌는 혈당을 희석하라는 명령을 내려 물을 많이 마시게 하는 것이다. 세 번째는 '다뇨多尿' 현상이다. 물을 많이 마시게 되니 콩팥의 세뇨관에 다량의 당이 들어가는데, 이때 농도를 맞추기 위해 주변의 수분을 끌어당기는 현상으로 인해 소변을 많이 보게 되는 것이다.

당뇨병에는 제1형 당뇨와 제2형 당뇨가 있다. 인슐린이 전혀 나오지 않는 소아 당뇨인 유전적인 당뇨가 제1형 당뇨, 세포에 인슐

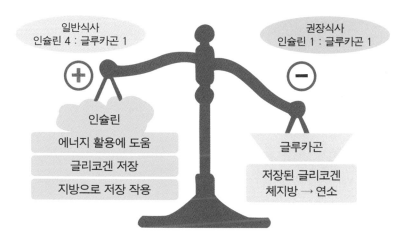

린 저항성이 생겨 포도당을 에너지로 쓰지 못하고 지방으로 저장되는 당뇨가 제2형 당뇨다. 95%가 제2형 당뇨로 진단된다.

당이 들어올 때마다 인슐린이 분비되는데, 당을 계속해서 많이 먹으면 세포와 인슐린 사이에 민감도가 떨어진다. 인슐린이 당을 데리고 세포 문을 열려고 해도 문이 안 열리니, 췌장에서는 포도당을 세포 안으로 넣기 위해 더 많은 인슐린을 분비하는 현상이 인슐린 저항성이다. 끝내 세포 안으로 들어가지 못한 포도당은 간과 근육에 글리코겐으로 저장되는데 이것이 쓰이지 않고 저장할 곳마저 부족해지면, 인슐린이 포도당을 바로 중성지방으로 바꿔 몸에 저장하게 된다. 그래서 지방간이 되고 복부비만으로 이어지게 된다.

그런데 우리 몸은 어느 하나가 많아지면 반드시 그것을 줄이려는 길항작용을 하게 마련이다. 예를 들어 식욕을 억제하는 호르몬이 있으면 식욕을 촉진하는 호르몬이 있고, 칼슘이 혈액에 많아지면 갑상선이나 부신이 이를 조절해 혈액의 항상성을 맞춘다. 인슐린도 상대적으로 길항작용을 하는 호르몬인 글루카곤이 있다. 그러니까 인슐린이 저장 호르몬이라면 글루카곤은 소비 호르몬이라고 할 수 있다.

일반적인 식사를 할 때 인슐린과 글루카곤의 비율이 4:1인데, 저장된 지방을 연소시키려면 1:1의 비율이 좋고 인슐린 비율이 더 낮아지면 다이어트나 인슐린 저항성을 막는 데 도움이 된다.

글루카곤 분비 촉진(인슐린 분비 저하) 방법

- 정제 탄수화물(가공식품, 빵, 떡, 과자 등)을 피한다.
- 명상, 운동, 취미 활동 등 자신만의 방법으로 스트레스를 최소화한다.
- 최소 12시간 공복을 지킨다.
- 자주 먹는 습관은 피한다.
- 충분한 수면을 취한다(7시간 이상).
- 과도한 단백질(유청단백, 우유단백)은 포도당 신생新生으로 인슐린이 생성된다.
- 수용성 식이섬유
- 천연 발효 사과식초 섭취(하루 30㎖ 이하)

인슐린 저항으로 생길 수 있는 악영향

- 대사증후군으로 진행되어 각종 질병에 노출된다.
- 랩틴 저항성을 유도하게 된다(저항성이 생기면 뇌는 계속 먹으라고 지시한다).
- 뇌신경계 염증을 높이고 산화 스트레스를 높여 알츠하이머의 원인이 된다.
- 부신 기능의 저하로 염증이 생기고, 에너지 대사나 면역력이 저하되며, 스트레스 조절 불능 상태가 된다.
- 다낭성난소증후군의 원인이 된다(불임의 원인).
- 통풍의 원인이 된다.

당뇨병

- 제1형 당뇨(소아 당뇨) : 임신성 당뇨, 2차성 당뇨(췌장 질환, 내분비 질환, 약물 노출 등이 원인)
- 제2형 당뇨(좋지 않은 생활습관으로 인슐린 기능이 약해지거나 소실된 상태) : 유전적인 요인도 있지만 잘못된 식습관으로 인한 인슐린 저항성에 의한 것이 주원인이다.
- 스트레스를 많이 받으면 부신 기능이 저하되고 췌장이 망가져 당뇨가 오기도 한다.
- 당뇨로 인한 합병증은 신증, 신경증, 망막증이지만 사실 당뇨 환자의 가장 많은 사망 원인은 심장마비라는 것을 기억해야

한다. 심장혈관 질환을 예방하는 효소기 파라옥소나제PON1로 이 효소는 HDL과 결합해 LDL의 산화를 방지하기 때문에 당뇨 환자들은 HDL 수치와 파라옥소나제 효소 수치 관리에 특별히 신경을 써야 한다.

- 당뇨는 '식이섬유 부족병'이라고도 한다. 크롬, 마그네슘, 아연, 비타민D가 부족할 때 노출되기 쉽고, 필수아미노산 중 류신은 혈액의 포도당을 빼서 근육으로 보내는 데 도움을 주는 영양소이므로 완전 단백질은 필수다.

- 평소에 꾸준한 관리가 중요하다(운동, 영양 관리 등).

―――――――――― 당뇨병의 진단 기준 ――――――――――

	정상	당뇨병 전기	당뇨병
공복혈당	혈당 〈 100mg/dℓ	100mg/dℓ ≤ 혈당 〈126mg/dℓ (공복혈당 장애)	126mg/dℓ ≤ 혈당 (이상)
당부하 2시간 혈당	혈당 〈 140mg/dℓ	144mg/dℓ ≤ 혈당 〈 200mg/dℓ	200mg/dℓ ≤ 혈당 (이상)

도움이 되는 영양소

풍부한 식이섬유, 비타민C, 비타민B군, 오메가3, 양질의 단백질, 비타민D, 요오드, 크롬, 아연, 마그네슘, 마늘, 코큐텐, 시나몬(계피), 천연발효 사과식초 등이 있다. GI 지수가 54 이하를 섭취하는 것도 좋다. GI 지수는 음식을 섭취했을 때 식후 2시간 이내 혈당 수치가 높아지는 것을 1~100까지 표시한 숫자로 70 이상은 높고 54 이하는 낮다고 구분한다.

부신호르몬

- 부신은 체온을 조절하는 에너지 공장이자 생존 호르몬을 생산하는 호르몬 장기로 갑상선과 긴밀한 관계를 가지고 있다.
- 수질(속질) : 아드레날린/노르아드레날린-단기적인 급박한 스트레스에 대처하는 호르몬이다.
- 피질(겉질) : 알도스테론-나트륨과 칼륨의 농도를 조절해 혈압 조절과 체액 조절을 하는 호르몬이다.
- 안드로겐·에스트로겐-남성·여성 호르몬
- 코르티솔-스트레스 조절 호르몬, 면역계 조절 호르몬

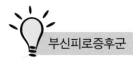

부신피로증후군

너무 피곤하고 우울감이 생기고 집중도 안 되면서 소화가 안 되거나 두통이 심해 몸에 병이 생긴 것 같아 병원에 가면 가장 많이 듣는 이야기가 스트레스 받지 말라는 말이다. 스트레스가 건강에 안 좋은 영향을 준다는 것은

누구나 다 알고 있는 이야기다. 그런데 뭐가 어떻게 안 좋은지도 모르고, 직접적인 영향을 바로 받는 것이 아니라 그렇게 와 닿지는 않는 것 같다. 스트레스를 받으면 부신에서 스트레스 호르몬이 자연적으로 분비되는데, 지속적인 스트레스로 인해 이 호르몬이 너무 많이 분비되면 신진대사가 불균형해지고 복부 비만이나 고지혈증, 심혈관 질환이 쉽게 오며, 면역력도 저하된다.

만성적으로 스트레스를 계속 받아 부신이 혹사당하면 호르몬 분비가 적어지면서 몸은 스트레스 반응에 지쳐간다. 부신이 담당하고 있는 기능에 이상이 생겨 여러 가지 증상으로 악순환을 만들게 된다. 코르티솔과 알도스테론 분비가 고갈되어 생기는 에디슨병과는 다른 것이다.

이때의 증상을 '부신 기능 저하증' 또는 '부신피로증후군'이라고 한다. 이 병명은 현대 의학에는 없다. 그렇기 때문에 너무 힘들고 아파 병원에 가서 진단을 받아도 뚜렷한 병명이 나오지 않는다. 내과, 이비인후과, 내분비과, 비뇨기과, 심지어 정신과까지 전전하면서 이 검사 저 검사를 받다 보면 지칠 뿐만 아니라 검사 비용도 크게 증가한다.

그것은 의사들이 모든 환자의 증상을 ICD(국제질병분류표)에 등록된 코드로 정확한 병명을 기록해야만 약을 처방할 수 있고 보험 적용도 되기 때문이다. 의료계는 아직 부신 피로에 대해 인지하지 못하고 있기 때문에 환자의 증상을 줄이거나 없애기 위해 스테로이드제로 해결하려고 하면서 환자는 부신이 더욱 피폐해지는 이중고를 치르게 될 것이다.

다음의 자가진단표에 자신이 가지고 있는 증상에 대해 체크해 보면 자신이 부신 피로에 어느 정도로 증상을 가지고 있는지 판단

부신 피로 자가 진단

각 항목에 해당하는지 잘 생각해보고 체크한 후,
해당 항목들의 개수를 더해서
나의 부신 피로 상태를 진단해보자.

목록	점수	증상	체크
1	2	아침에 일어나기 힘들고 많이 자도 피곤하다.	
2	2	오전에는 맥을 못 추다가 저녁에 활력이 생기는 경우가 많다.	
3	2	탄수화물이 폭발적으로 당긴다.	
4	1	스트레스에 대응하는 능력이 떨어진다.	
5	1	인내심이 떨어지고, 기억력이 감퇴되고, 작업 능력이 저하된다.	
6	1	암이 재발하고, 대상포진에 걸리며, 염증이 잘 발생한다.	
7	1	온몸에 통증이 오고, 상처 회복이 안 되는 경우가 잦다.	
8	1	업무를 볼 때마다 점점 힘이 들고 작업 능률이 떨어진다.	
9	1	생리통이나 두통이 생기고, 작은 일에 예민해지며 짜증을 참기 힘든 경우가 많다(관대함이 사라진다).	
10	1	갑자기 일어났을 때 현기증이 난다.	
11	1	가벼운 우울증이 있다.	
12	1	생리전증후군이 심하다.	
13	1	생활 속에서 즐거움 또는 행복감이 사라진다.	
14	1	식사를 거르거나 충분치 않으면 증상이 심해진다 (쓰러지지 않기 위해 간식, 콜라, 커피를 찾는다).	
15	1	집중이 안 되고 머리가 혼란스럽다.	
16	1	소금이나 짠 음식이 계속 당긴다.	
17	1	성욕이 떨어진다.	
18	1	모닝커피를 마시지 않으면 기운이 안 나고 중간에 커피 같은 카페인을 마셔야 기운을 낸다.	
합계			

할 수 있다. 이 진단표는 제임스 윌슨James L.wilson 박사가 정리한 내용을 기초로 했으며, 기능의학으로 십수 년간 환자를 진료하며 수천 건의 임상 데이터를 가지고 있는 이진호 원장(펜타힐의원 대표원장)의 도움을 받아 작성되었다. 이 표에서 체크한 목록 번호 옆의 점수를 보고 총점을 합산해 6점 이상부터 경도 증상, 10점 이상부터 중도 증상, 14점 이상이면 심한 증상으로 본다.

부신 건강에 도움이 되는 영양소

비타민C가 가장 중요하며, 비타민B군, 코큐텐, 오메가3, 마그네슘, 아연, 칼슘, 요오드, 망간, 셀레늄, 몰리브덴, 크롬, 구리, 식이섬유가 좋다. 음식으로는 아슈와간다 뿌리와 잎, 오미자, 인삼, 바질, 가시오가피, 황기, 감초, 동충하초 등이 좋다. 아슈와간다는 고대 인도의 약초로 부신 조직이나 기능에 직접적인 효과가 있어 기원전 1000년경부터 치료제로 사용한 식물이다. 부신 기능을 떨어트리는 음식은 과도한 카페인과 단 음식이다.

갑상선호르몬

갑상선은 호르몬을 생산해내는 기관으로 갑상선호르몬은 몸속 모든 세포의 대사 속도와 미토콘드리아의 산소 소비량 등을 조절

함으로써 전체적인 신진대사 과정을 촉진한다. 열 생산과 체온을 조절하는 엔진 기관으로 성장과 발달에도 관여하며 다양한 호르몬 생산과 그 작용까지 조절한다(추울 때와 스트레스를 받을 때 분비가 증가하며, 더울 때 감소한다). 또 혈중 칼슘 농도가 올라가면 칼시토닌 호르몬을 분비해 뼈와 콩팥에 작용해 혈중 칼슘 농도를 낮추는 역할도 한다. 갑상선 이상은 주로 요오드 결핍, 셀레늄·아연 등 필요 미네랄 결핍에서 비롯하며 자가면역질환으로 온다.

갑상선호르몬 항진은 우리 몸의 신진대사가 너무 빨리 진행되어 에너지 소비가 많아 과부하되는 현상이다. 피곤감, 허기, 부정맥, 우울, 탈모, 근육경련, 목 이물감, 불면증, 안구 돌출, 심장질환 등이 있다.

갑상선호르몬 저하는 신진대사가 너무 느려 피로감과 무기력을 느끼며, 쥐가 자주 나고, 근육통이 생긴다. 이유 없이 체중이 증가하고, 탈모, 부종, 손발 저림, 목소리 변화 등이 발생하며, 유산 위험이 높다. 알츠하이머의 원인이기도 하다.

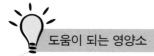

도움이 되는 영양소

요오드, 아연, 셀레늄, 비타민C, 칼슘, 비타민D 등 풍부한 비타민과 미네랄 종류가 있다.

혈중 칼슘 농도가 떨어지면 파라토르몬PTH이라는 부갑상선 호르몬이 분비된다. 이 호르몬은 뼈, 콩팥, 장을 자극해 칼슘의 재흡수를 촉진하여 혈중 칼슘 농도를 맞추는데, 갑상선의 칼시토닌 호르몬과 반대 역할을 한다.

성호르몬

성호르몬은 뇌하수체 전엽에서 분비하도록 명령을 받는다. 남성은 고환에서 테스토스테론이, 여성은 난소에서 에스트로겐과 프로게스테론이 혈액으로 방출된다. 그러나 남성에게는 테스토스테론만 나오고 여성에게 에스트로겐만 나오는 것이 아니다. 테스토스테론은 여성에게서도 나오고 에스트로겐은 남성에게서도 나온다.

테스토스테론은 남성은 고환에서, 여성은 난소와 부신에서 생산된다. 테스토스테론은 복부 지방 감소, 근육량 증가, 근력 강화, 골밀도 증가에 영향을 주며 집중력과 기억력도 향상시킨다. 테스토스테론은 20대 이후부터 점점 분비량이 적어지기 때문에 중년으로 갈수록 복부비만이 쉽게 된다.

에스트로겐은 뇌, 간, 피부, 혈관, 뼈에 이르기까지 광범위하게 쓰이는 수용체가 있어서 체내의 골밀도를 향상시키며 혈압을 낮추는 역할을 한다. 또한 지방 대사에 관여해 혈중 지질의 농도를 조절해준다. 그리고 생리혈을 조절하고, 혈관과 피부의 유지 보수에 관여하며, 키를 자라게 한다.

프로게스테론은 수정란이 제대로 안착하도록 자궁 내막을 두텁게 해주는 역할을 수행한다. 수정되지 않으면 급감하는 호르몬으로 여성뿐만 아니라 남성에게서도 분비가 되어 정자를 만드는 역할을 하게 된다. 프로게스테론이 적게 분비되면 불임이나 유산의 원인이 되며, 성욕이 저하되기도 한다. 또한 불규칙적인 생리 주기와 우울증을 포함한 감정 기복이 나타나게 되며, 저혈당 증세, 만성피로, 질건조증 등이 올 수 있다.

남성은 나이가 들어가면서 테스토스테론의 분비가 줄어든다. 하지만 에스트로겐의 분비는 비교적 유지되기 때문에 남성성은 점차 줄어들고, 각종 갱년기 질환이 발생하게 된다. 여성은 테스토스테론은 유지되지만 폐경이 되면 분비량이 급격히 떨어져 고지혈증이나 골다공증 같은 갱년기 질환에 노출되기 쉬우며, 공격적인 성향이 강해지는 등 남성스러워진다.

에스트로겐 우세증Estrogen Dominance으로 힘들어하는 경우를 많이 보게 되는데 왜 그런지 알아보자. 에스트로겐과 프로게스테론은 나이가 들어가면서 점차 감소하는데, 폐경기가 다가올수록 에스트로겐이 감소하는 비율보다 프로게스테론이 감소하는 비율이 훨씬 크다. 두 호르몬은 상호 의존을 하기에 에스트로겐 우세 현상이 나타나는데, 이는 신체의 거의 모든 부분에 영향을 미치게 된다. 그 결과 자궁섬유종, 유방섬유낭종, 자궁내막증, 종양 등이 나타나게 된다.

또한 생리전증후군, 부신 피로, 우울증, 안구건조, 갑상선기능부전, 자가면역질환, 다낭성난소증후군, 불규칙적인 생리 주기, 두통, 생리량 과다, 유산, 관절과 근육통 등이 나타날 수 있다. 남성은 전립선에 문제가 생기고, 성기능 장애와 불임의 원인이 될 수 있다.

에스트로겐 우세 증상을 더욱 심화시키는 원인은 우리 주변에 많이 있다. 경구피임약 복용은 당연히 호르몬의 불균형을 초래한다. 스트레스로 인한 코르티솔 과다 분비로 에스트로겐이 자극되어 분비될 수 있다. 또 비만이거나 장과 간의 기능이 원활하지 않을 때 더 쉽게 올 수 있다. 이 모든 것은 영양의 불균형에서 비롯된다. 좋지 않은 생활습관을 가지고 있는 현대인에게 가장 심각한 것은 환경호르몬과 환경 독소의 습격이다.

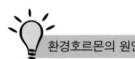

환경호르몬의 원인

1. 플라스틱 용기와 포장 식품
2. 스티로폼 용기, 일회용 그릇, 포장재
3. 합성 계면활성제가 첨가된 샴푸, 린스, 클렌저, 세제, 치약
4. 화장품(저렴한 제품은 독성 성분이 더 많이 들어 있음)
5. 매니큐어, 매니큐어 리무버

6. 모든 인공 향(문구, 화장지, 세제 안에 들어 있는 향), 향수

7. 페인트, 라커, 시너 등

8. 자동차 실내 독소, 배기가스

9. 각종 방향제, 섬유유연제

10. 각종 통조림 식품

11. 농약·제초제·살충제

12. 성장호르몬 등으로 키운 육류나 유제품, 엑스레이 촬영

13. 복사기나 프린터의 유해가스

14. 전자레인지에서 사용하는 비닐 랩 등 우리 생활에 셀 수 없이 많다.

 에스트로겐 우세를 완화할 방법

1. 각종 농약·제초제·산업 폐기물에서 녹아나온 약물들로 오염된 식수를 완벽히 걸러주는 정수 시스템을 가진 정수기를 사용한다.

2. 자연 벽지, 자연 바닥재 사용으로 환경 독소 노출을 최소화한다. 전기식 이나 이온식의 청정 시스템이 아닌 초정밀 헤파필터와 고밀도 탈취·흡 착 필터로 된 기계식 청정기를 사용한다.

3. 유기농으로 재배한 식재료를 사용한다.

4. 식물 유래(천연 유래) 샴푸·비누 등의 퍼스널 제품을 사용한다.

5. 식물 유래 세탁 세제나 식기 세제를 사용한다.

6. 음식 저장은 유리 용기나 스테인리스 용기를 사용한다.

7. 목초 먹인 육류, 무항생제 육류, 천연 버터, 천연 치즈, 우유 등을 먹는다.

8. 식물 유래 천연 원료로 만든 스킨케어 제품을 사용한다.

9. 천연 향의 향수를 사용한다.

성장호르몬

성장호르몬 역시 뇌하수체 전엽에서 분비된다. 간에서 합성한 인슐린 양성 인자는 연골 성장을 자극하고 뼈와 연골을 성장하게 하는데, 이때 단백질과 인슐린이 없으면 제대로 작용할 수 없다. 성장호르몬은 일정한 표적 기관이 없이 인체의 모든 조직에 영향을 미친다. 성장호르몬은 주로 밤 10시에서 새벽 2시 사이에 가장 많이 분비되며, 깊은 잠을 잘수록 많이 분비된다.

성장호르몬은 아이들뿐만 아니라 성인까지 모든 사람에게 필요한 호르몬이다. 그래서 수면이 중요한 것이다. 성장호르몬이 부족한 성인은 체지방이 증가하고 근육량이 감소하며 인지능력이 떨어지는데, 평소에 어떤 생활습관과 식습관을 가졌느냐에 따라 개인차가 매우 크다. 성장호르몬이 잘 나오면 젊음이 유지되고 세포 재생과 활력에 도움이 되며 근력이 강화되고 근육량이 늘어난다.

아침을 거르거나 인스턴트식품 또는 당분이 많은 음식을 섭취하거나 식사 속도가 너무 빠르면 성장호르몬이 잘 안 나온다. 또한 탄산음료를 많이 섭취하고 스트레스를 많이 받고 비만일 경우, 수면 시간이 부족하거나 깊은 잠을 못 잘 경우에도 성장 호르몬이 잘 안 나온다. 성장을 끝낸 어른에게도 성장호르몬은 매우 중요한데 계속 활발하게 성장해야 하는 아이들에게는 더 큰 문제다.

2016년에 경인지방통계청에서 발표한 자료를 보면, 과거 10년 전에 비해 서울 지역 고등학생의 평균 키는 줄었고 체중은 늘었다. 이러한 결과가 나온 원인은 무엇일까? 바로 패스트푸드 등의 섭취로 인한 영양 불균형, 수면 부족, 운동 부족이 꼽혔다.

성장호르몬으로 젊음을 유지하려면

양질의 단백질, 풍부한 식이섬유·비타민·미네랄, 깊은 숙면, 파이토케미컬, 오메가3와 오메가6, 지방산의 균형 등이 중요하다.

렙틴 호르몬과 그렐린 호르몬

체지방 관리와 다이어트에 가장 중요한 호르몬이 렙틴leptin이다. 우리 몸속의 지방을 일정하게 유지하는 데 관여하는 호르몬으로 지방이 축적될 때 분비되어 식욕을 억제해주고 지방의 연소와 분해를 돕는다. 그와 반대로 배고픔의 신호를 보내는 호르몬인 그렐린ghrelin도 있다. 다시 말해 렙틴은 식욕 억제 호르몬이고, 그렐린은 식욕 증진 호르몬이다.

렙틴에 대한 과학적 연구는 비만을 퇴치하기 위한 전략을 제시하는 근거가 되고 있다. '과식을 부르는 음식'으로는 술, 흰 파스타, 프렌치프라이, 피자, 흰 빵, 인공감미료 등을 꼽고 있다. 특히 술은 3잔만 마셔도 렙틴이 30%나 줄어드는 것으로 나타났다. 술은 뇌에 직접적인 지장을 줌으로써 고칼로리 음식에 대한 욕구를 증가시키기도 한다.

그런데 탄수화물이나 술 등을 계속적으로 섭취하게 되면 체지방이 증가하면서 인슐린 저항성이 커진다. 체지방 증가로 렙틴이 계속 분비되는데도 인슐린 저항성에 의해 뇌에 신호가 전달이 안 돼 결국 렙틴 저항성이 생긴다. 인슐린 저항성이 생기면 렙틴도 제 기능을 제대로 할 수 없게 되는 것이다. 이렇게 되면 포만감을 느끼지 못하고 계속 먹게 되는 악순환이 되는 것이다. 렙틴 저항성을 일으키는 주범은 지방을 축적하도록 하는 인슐린 저항성 때문이며, 혈당 수치를 높이는 음식들과 관련이 있다.

그 외에도 잠을 충분히 못 자고 스트레스를 받게 되면 코르티솔의 과다 분비로 인한 부작용이 탄수화물 탐닉으로 이어지면서 인슐린이 과다 분비되는데, 그 결과 인슐린 저항성이 생겨 렙틴 저항성으로 이어지기도 한다. 그러면 렙틴은 더욱 식욕을 증가시키고 비만과 대사증후군 등 건강에 여러 가지 이상 신호가 켜지게 되는 것이다.

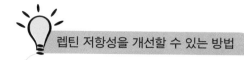

스트레스를 줄이고, 충분한 숙면을 취하면서 긍정적인 사고와 규칙적인 신체 리듬을 유지하고 운동을 하는 것이다. 또한 충분한 비타민과 미네랄의 섭취도 중요하며 인슐린 저항성을 줄이기 위한 당분(탄수화물) 섭취의 제한과 함께 저탄고지(저탄수화물 고지방) 식이요법도 좋은 방법이 될 수 있다.

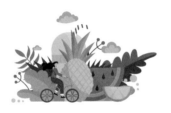

체지방
관리

지방은 우리 몸에 반드시 필요한 영양소다. 모든 세포를 구성하고, 체온을 유지시키며, 인체 내부 장기를 보호하는 역할을 한다. 또 호르몬이나 신경전달물질을 만들며 지용성 비타민의 흡수에도 필요하다. 지방을 많이 먹는다고 체내 축적이 되는 것은 아니다. 다른 영양소, 즉 탄수화물, 단백질의 과다 섭취도 지방 축적의 원인이 되기 때문에 열량 영양소의 조절이 분명히 필요하다.

불포화지방은 우리 식단에서 많이 부족한 영양소이기 때문에 충분한 섭취를 권장한다. 우리가 알고 있는 체지방은 중성지방의 과잉을 이야기하는 것이다. 또 잘못된 지방 섭취뿐만 아니라 당분으로 인한 지방 축적도 날로 증가하고 있어 비만 환자와 대사증후군으로 인한 여러 가지 합병증이 점점 심각해지는 것으로 나타나고 있다.

체지방 증가, 즉 내장 지방이 증가하면 염증을 일으키는 여러 가지 물질을 만들어낼 뿐만 아니라 혈중에 산화 콜레스테롤을 높이는 원인이 된다. 또 인슐린 저항성이 생겨 에너지를 내지 못하게 하는데, 이는 고혈압, 당뇨, 심혈관계 질환, 통풍, 대장암, 유방암, 전립선암 등의 심각한 고질병으로 발전하게 된다.

그러면 체지방을 어떻게 빼고 건강한 몸을 가질 수 있을까? 그 방법은 다양하며, 효과를 보는 사람도 있고 전혀 효과를 보지 못하는 사람도 있다. 좋은 다이어트인지 안 좋은 다이어트인지 판단하는 가장 좋은 방법은 어떻게 하면 건강에 악영향을 주지 않으면서 체지방을 감량할 수 있는지다. 가장 권하고 싶지 않은 다이어트는 식욕을 억제하는 다이어트다. 또한 이뇨제를 쓰거나, 제니칼(orlistat 성분) 같은 약으로 지방 흡수를 억제하는 등 약품에 의존해서 쉽게 다이어트를 하고자 하는 것도 바람직한 방법은 아니다.

그렇게 감량에 성공한다고 하더라도 건강이 상하고 요요가 찾아오는 참담한 경험을 하게 될 것이다. 근육량은 유지하거나 올려주면서 체지방량은 줄이고, 피부가 늘어지지 않으며, 지치지 않으면서도 피곤하지 않은, 영양 밸런스가 맞는 다이어트를 해야만 요요 현상을 최소화할 수 있다. 그냥 살만 빼는 다이어트가 아니라 체질을 변화시키는 건강한 다이어트를 해야 한다는 것이다.

체중 조절을 하는 첫 번째 이유가 과거에는 건강해지기 위해서

였다. 하지만 요즘은 자기 관리와 미용을 위해서다. 또한 여름에 얇은 옷을 입어야 하기 때문에, 엄마·아빠가 뚱뚱해서 싫다는 아이들의 발언에 충격 받아서, 옷 입은 스타일이 멋져 보이기 위해서 등 주로 외적인 부분에 대한 만족도를 높이기 위해서다.

그런데 외모적으로는 살이 빠졌지만 건강이 나빠지거나 피부가 처지거나 탈모 증상이 나타나거나 스트레스를 받아 지쳐 포기한다면 안 하는 것만 못할 수도 있다. 실제로 다이어트 성공률은 2%밖에 안 되는 것으로 나타났다.

최적의 다이어트는 자신의 식생활을 기록한 내용을 가지고 체지방 측정이나 기초대사량(인체가 생명을 유지하기 위해 최소한으로 소모되는 에너지 양)을 측정해서 균형을 잡고 운동을 규칙적으로 하는 것이다. 초기 체중의 10%를 감량하고 그 감량된 체중을 1년 이상 유지하는 것이 성공적인 다이어트라고 할 수 있다.

급한 마음에 일시적으로 유행하는 황제 다이어트, 원 푸드 다이어트, 레몬 디톡스, 한약 다이어트 등에 편승해 체중만 줄이는 다이어트는 반드시 몸을 망가트리게 된다. 꾸준히 내 몸의 상태를 체크하고 영양소를 보충하면서 다이어트를 하는 것이 중요하다. 특히 자신의 기초대사량을 정확히 알고 그 기초대사량과 같거나 최대 120~130% 정도의 열량 섭취량에 맞춘 칼로리 조절을 하지 않으면 안 된다.

자칫 소식小食을 하는 것에 포커스를 맞춰 기초대사량보다 적은 칼로리를 섭취하면 몸에 무리가 갈 뿐만 아니라 몸이 스스로 기초

대사량을 줄이게 된다. 그렇게 되면 식사량을 회복한 후 남는 칼로리를 체지방으로 전환해 나중에는 요요 현상이 온다.

다이어트는 평생 하는 것이며, 곧 식단 관리이자 식습관이 되어야 한다. 자신의 식생활을 파악해서 더하고 빼는 능력을 자기 자신이 조절해야 한다. 건강과 영양에 대한 공부가 되어 있지 않으면 자신과 가족을 건강하게 지킬 수 없다. 다이어트를 하기 전에 몸과 영양에 대한 정확한 정보를 습득하는 것, 그리고 나 자신에 대해 객관적으로 평가한 데이터를 가지고 시작하는 것은 매우 중요하다. 그럼, 요즘 이슈가 되고 있는 저탄고지 다이어트에 대해 알아보자.

저탄고지 다이어트

저탄고지 다이어트(LCHF, 케토 다이어트, 케토제닉 다이어트)는 1920년대 뇌전증과 뇌종양 환자를 치료하는 식단으로 쓰이고 있었다. 그런데 스웨덴의 안드레아스 아인펠트Andreas Eenfeldt 박사와 안니카 돌크비스크Annika Dahlqvist 박사는 당뇨와 대사증후군을 저탄고지 다이어트로 치료하고자 했다. 이런 의료 활동을 우려해 의사 면허 중지까지 심각하게 고민하던 스웨덴 보건복지부는 2년 여 동안의 검토 끝에 2008년, 저탄고지 다이어트가 과학적 사실과 근거에 부합하는 사실상 최고의 치료라고 인정했다. 이후 저탄고지 다이어트는 퍼져나가기 시작했고 미국에서 본격화되었다.

저탄고지 다이어트는 탄수화물 20% 이하, 지방 80%의 식단으로 다이어트를 하는 것이다. 탄수화물의 포도당을 에너지로 사용하지 않고 탄수화물을 급격히 줄이면 간에서 지방의 긴 탄소 사슬을 잘게 잘라 케톤체로 바꿔 혈액으로 방출하고(혈액 속에 케톤체가 돌아다니는 상태를 케토시스 혹은 키토시스라고 한다), 각 세포로 이동한 케톤체는 미토콘드리아에서 에너지를 생산하도록 함으로써 인슐린 수치와 염증 수치를 떨어뜨림으로써 단기간에 체지방을 줄일 수 있다는 것이 큰 매력이다.

케토시스는 제2형 당뇨와 뇌전증에 아주 좋은 치료법이 될 수 있다. 과거 지방에 대한 오해가 있던 시절에는 상상도 못한 이론이지만, 최근 몇 년 전부터 지방에 대한 오해가 풀리면서 지방을 먹는 것이 탄수화물 과잉보다 인슐린 저항성을 낮추는 데 훨씬 더 좋다는 게 밝혀졌다. 여기서 섭취해야 하는 지방은 풀 먹인 소, 무항생제 닭·오리·돼지 등 육류, 냉압착 생들기름, 천연 버터, 천연 치즈, 등 푸른 생선, 올리브오일, 코코넛 오일, 견과류 등을 이야기하는 것으로, 비교적 고가의 식품들이다. 기억해야 할 것은 같은 지방이라고 해도 일반 식용유, 마블링 많은 쇠고기, 무인증 돼지·닭·오리, 마가린 등의 질 나쁜 지방은 피해야 한다는 것이다.

저탄고지 다이어트가 분명히 인슐린 저항성을 줄이고 대사증후군을 좋아지게 하면서 별다른 근육량 감소 없이 단기간에 체지방을 효과적으로 줄이는 다이어트라는 것은 틀림없다. 하지만 무조건 지방의 섭취만 늘리고 탄수화물을 거의 차단하는 것으로 해석한다면 자칫 몸을 망가트릴 수 있기 때문에 그 개념을 정확히 이해하고 시도해야 한다. 자신이 다른 기저질환이 있거나 중한 질병을 가지고 있다면 남이 한다고 그냥 무조건 따라 하는 것은 금물이다. 기능의학으로 진료하는 의사에게 전문적인 상담을 통해 먼저 자신의 몸 상태를 점검한 후 해야 한다.

한편, 그 이론에 반하는 이론도 있다. 탄수화물을 적게 먹으면 사망률이 올라간다는 논문이 발표되면서 여러 학회에서 찬반론이 대두되었다. 2018년 9월 『랜싯The Lancet』에 실린 논문에는 40% 미만의 탄수화물 섭취로 사망률이 올라갔다는 보고가 있었고, 2019년 4월 『유럽심장학회European Heart Journal』에 실린 논문에는 1999~2010년까지 총 2만 4,000명 정도의 환자를 2년마다 조사해 9개의 다른 연구와 메타분석하면서 46만 명의 환자를 관찰했더니 저탄수화물 섭취에서 사망률이 22% 늘었다고 한다.

저탄수화물에 대한 논문뿐만 아니라 매해 '최고의 식단'을 발표하는 미국의 시사주간지 『US뉴스앤드월드리포트U.S. News and World Report』의 2020년 '최고의 식단'에서 저탄고지 다이어트는 장기적인 건강 점수에서 최악의 식단이라며 최하위 평가를 받기도 했다. 보는 시각에 따라 다른 이론과 결론을 내릴 수 있듯이 반대되는 의견 또한 전혀 무시할 수는 없다.

그럼 어떻게 해야 할까? 건강에 대한 이론은 흑백논리로 가를 수 없다. 모든 사람의 몸은 자신이 살아온 생활습관에 따라 만들어진 것이기 때문이다. 세상 사람의 얼굴이 전부 다르듯 몸 상태 역시 전부 다르기 때문에 자신의 상태에 맞게 해야 한다.

이 다이어트가 좋다 저 다이어트가 좋다고 결론 내릴 수는 없다. 지금은 선풍적인 인기를 얻고 있는 저탄고지 다이어트도 몇 년 후에는 부작용을 경고하는 연구 결과나 논문으로 인해 스쳐 지나간 다이어트가 될 수 있다. 어쩌면 계속 업그레이드되며 진화할 수도 있을 것이다. 먼저 영양소가 우리 몸에서 어떤 역할을 하고 있는지에 대해 공부하고 우리 인체에 대한 공부를 통해 자신의 몸 상태에 맞도록 가감을 하면서 과학적으로 접근해야 한다.

그냥 막연하게 칼로리만 줄이고 운동을 많이 하면 다이어트 효과가 나타날 것이라고 생각하는 것은 이제 맞는 이론이 아니다. 어떤 사람에게는 저탄고지 다이어트가 단기간에 유용할 수도 있고, 어떤 사람에게는 간헐적 단식이 유용할 수도 있다. 다양한 다이어트 방법 중에서 어느 한쪽으로 치우치지 않고 가장 원칙대로 하는 다이어트 방법을 9가지만 짚어보자.

식물성 단백질 섭취 권장

고지방식 다이어트를 보면 쇠고기, 돼지고기, 닭고기를 권하는데, 여기에는 짚고 넘어갈 문제들이 있다.

이 표에서 육류를 고지방식이라고 하는 것에는 문제가 있어 보인다. 다이어트를 수십 년 동안 연구해온 박용우 박사의 말처럼 고

구성 성분	단백질	지방
쇠고기	16.6%	8.81%
돼지고기	21.1%	6%
닭고기	19.5%	7.8%

지방식이 아니라 고단백식으로 보는 것이 맞다. 그런데 육식으로 단백질을 섭취하는 것에는 문제가 있다. 2015년 10월 WHO 산하 국제암연구소IARC가 육가공품과 붉은 고기를 각 1군, 2A급 발암물질로 분류·발표한 이후로 붉은 고기를 섭취하면 심혈관계 질환이나 암 발병율이 증가한다는 연구 결과가 많기 때문이다. 고지방식이 단기간의 인슐린 저항성을 줄이는 것은 맞지만, 오랜 시간을 하게 되면 오히려 인슐린 저항성이 더 심해진다는 연구 결과도 많다.

단백질 보충제 중 가장 흔한 것이 유청 단백질이다. 류신과 같은 BCAA(필수아미노산 중 이소류신, 류신, 발린 3가지로 근육 생성에 주된 단백질만 모아둔 보충제)의 함량을 높여 근육 생성을 좀더 빠르게 한다는 점 때문에 근육 생성에 포커스를 맞춘 사람들이 선택하고 있다. 하지만 크레아틴이나 아나볼릭 스테로이드가 첨가된 유청 단백질은 장기간 섭취할 경우 부작용을 불러일으킬 수 있다는 점과 유청 단백질이 빵보다도 인슐린 수치를 높인다는 연구 결과가 있으니 유의해야 한다.

동물성 단백질보다 식물성 단백질이 사망률을 줄였다는 연구 논문 결과도 눈길을 끈다. 2016년『미국의학협회저널JAMA』에 수록된 하버드보건대학원의 논문에는 13만 명의 성인을 대상으로 27년간 식습관을 관찰한 결과 가공된 적색 육류를 줄이고 식물성 단백질 섭취를 늘릴수록 사망률이 34% 감소했고 달걀을 식물성으로 대체했더니 19%가 줄었다는 내용이 담겨 있다.

일단은 동물성 단백질보다는 식물성 단백질이 건강에 좋다는 것에 힘을 실을 수 있을 것 같다. 물론 붉은 고기를 완전히 먹지 말라는 이야기는 아니다. 왜냐하면 육류 안에는 각종 비타민과 미네랄도 존재하기 때문에 그저 과하지 않게 섭취하는 것은 좋은 식사라고 할 수 있다.

근육량의 손실을 막기 위해 보통 일반식에서는 성인이 1kg당 0.8g 정도로 단백질을 섭취하면 되지만, 다이어트를 하는 동안에는 1kg당 1.2~1.5g으로 늘려야 하므로 음식으로 단백질 양을 맞추려면 칼로리 과다의 문제가 발생한다. 이때 100% 식물성 단백질 보충제를 선택해 섭취하는 것은 매우 중요하다.

좋은 지방식 섭취

좋은 포화지방과 불포화지방의 섭취가 모두 필요하다. 좋은 포화지방을 함유하고 있는 식품으로는 목초 먹인 소에서 짜낸 우유로 만든 천연 버터, 기ghee 버터, 천연 치즈, 유기농 코코넛 오일 등이 있고 불포화지방에는 등 푸른 생선류, 아보카도 오일, 올리브유, 냉압착 생들기름, 탄수화물이 비교적 적은 견과류(피스타치오, 브라질너트, 아몬드, 호두 등) 등이 있다. 기름 종류라고 다 좋은 것은 아니다. 옥수수유, 콩기름, 카놀라유 등 식물성 기름은 GMO 우려와 산패되기 쉬운 이유로 피해야 하고, 항생제나 성장촉진제로 키운 일반적인 육류나 가공식품도 피하는 것이 좋다.

충분한 야채 섭취

식이섬유나 비타민, 미네랄의 보충과 허기짐을 달래는 방법으로 좋은 선택이다. 단, 과일은 피하는 것이 좋은데 과일을 먹으면 과당이 몸에 들어와서 에너지로 쓰이지 않고 중성지방으로 바뀌어 쌓이기 때문에 다이어트에 방해가 된다는 것을 기억해야 한다.

좋은 물 2ℓ 정도 챙겨 마시기

미네랄이 듬뿍 들어 있는 좋은 물을 마시면서 천일염을 신경 써서 섭취하는 것도 잊지 않아야 한다. 그런데 왜 소금(천일염)을 함께 먹어야 할까? 물 약 2ℓ를 먹으라는 것은 누구나 다 알고 있지만 2ℓ를 먹었는데도 탈수 증상이 오는 경우가 많다. 우리 몸의 나트륨 농도가 0.9%보다 낮으면 혈액에서 나트륨 농도를 맞추기 위해 혈액 속 물이 소변으로 다량 배출된다. 그 때문에 먹은 물이 제대로 쓰이지 않고 탈수 증상이 오게 되는 것이다.

어느 정도 먹어야 하는지에 대한 답은 각자의 건강 상태에 따라 달라지기 때문에 물을 먹으면서 화장실을 자주 가는 상태라면 소금(천일염)의 농도가 낮다고 생각하면 된다. 특히 다이어트 중에는 인슐린 분비가 저하되기 그 때문에 인슐린의 기능 중 하나인 나트륨 재흡수가 떨어지므로 염분 섭취를 더욱 신경 써야 한다.

건강기능식품 섭취

장의 유산균 밸런스는 중요하므로 좋은 유산균 보충제는 필수적으로 섭취하는 것이 좋다. 제한식을 하기 때문에 음식으로 해결되지 않는 비타민, 미네랄 등의 건강기능식품의 도움을 받아서 영양소 밸런스를 맞추는 것은 필수다.

천연 유기농 원료로 생산한 종합비타민제와 오메가3, 칼슘, 마그네슘, 비타민D, 코큐텐, 요오드, 아연, 비타민C, 비타민B군, 식이섬유, 프로바이오틱스 등 좋은 품질의 건강기능식품을 선택해서 영양 관리를 해야 완벽하게 균형 잡힌 다이어트가 될 것이다.

스트레스 최소화하기

다이어트를 하다 보면 제대로 한 것 같은데 살이 잘 안 빠지는 경우가 있다. 갑상선이나 몇 가지 호르몬의 이상이 있는 사람이 아니라면 대부분 스트레스 조절을 못했을 경우에 그런 현상이 발생한다. 스트레스를 받아 코르티솔 호르몬이 분비되면 혈당이 올라가고 인슐린이 분비되어 체지방이 잘 안 빠지게 되기 때문이다. 자신만의 명상이나 기도, 음악 감상 등 취미 활동을 통해 스트레스를 줄이는 것도 좋은 방법이다.

운동

유산소운동이든 무산소운동이든 짧고 굵게 하는 고강도 운동을 하든, 어떤 식으로든 자신에게 맞는 운동을 해야 한다.

충분한 수면

7~8시간 정도의 숙면을 취해야 성장호르몬이 나오기 때문이다. 근육 생성이나 여러 가지 활력소가 되는 호르몬 분비도 다이어트에 도움이 된다.

간헐적 단식

장기적인 간헐적 단식은 건강에 무리를 줄 수 있으므로 자신의 몸 상태를 잘 파악한 후 하는 것을 권한다. 간헐적 단식의 종류는 다음과 같다.

1. 16:8 단식이다. 16시간 동안 단식하고 8시간 동안에 2끼로 해결하는 방법이다.

2. 5:2 단식이다. 5일 동안은 3끼 다 제대로 먹고 2일은 500kcal 이하로 제한 식사를 하는 방법이다.

3. 14:10 단식이다. 14시간 동안 단식하고 10시간 동안 효율적으로 3~4끼로 나눠 섭취하는 방법이다.

4. 24시간 온종일 단식하는 방법이다.

단식은 반드시 자신의 라이프스타일과 몸 상태에 맞는 방법을 선택해야 한다. 왜냐하면 각자의 생활습관이 다르고 식습관도 다르기 때문이다. 체지방이 많거나 대사증후군으로 인슐린 저항성이 있어 식습관 조절이 필요하다고 생각할 경우 활용하면 좋다. 예를 들면 며칠 동안 폭식과 야식 등으로 식생활이 안 좋았다고 느끼면 일주일에 1~2번 정도 간헐적 단식으로 재정비하는 것도 좋은 방법이다. 체격이 크고 체지방도 많은 사람들에게는 24시간 단식도 도움이 되겠다.

그리고 간헐적 단식으로 체지방을 줄이려고 한다면 탄수화물 섭취를 줄이는 식사를 해야만 제대로 효과를 볼 수 있다는 것을 기억해야 한다. 나머지 시간에 탄수화물을 많이 섭취해 글리코겐을 저장시키면 에너지원으로 지방을 태울 기회가 없어지기 때문이다. 또 한 가지, 저체중이나 근육량이 적은 경우와 소식小食 습관을 가진 경우 자주 하면 자칫 건강을 해칠 수도 있어서 주의가 필요하다.

간헐적 단식이 인슐린 저항성을 교정하는 데 좋은 효과가 있다는 연구 결과도 나와 있다. 최근 미국 존스홉킨스대학의 마크 맷슨 Mark Mattson 교수가 발표한 보고서를 보면, 16:8 또는 5:2의 간헐적 단식이 수명을 연장시키는 것으로 나타났다. 맷슨은 단식과 식사를 번갈아서 하면 세포의 건강을 개선할 수 있으며, 대사 전환에서 세포는 연료를 소모하고 지방을 에너지로 변환시킨다고 했다. 또 간헐적 단식은 혈당 수준을 안정시킬 수 있는 인슐린 저항성을 향상시키며 일부 환자는 신체 기능이 향상되었다고 말했다.

이 9가지 조건을 잘 지키면 된다. 처음에 시작할 때는 탄수화물을 철저히 줄이고 단백질과 지방을 칼로리에 너무 많이 벗어나지 않도록 섭취해야 한다. 몸이 습관적으로 지방을 에너지로 사용해 지방 대사가 활발한 몸이 될 때까지 계속적으로 관리해주면 얼마든지 쉽게 다이어트를 하게 될 것이다.

보통 2개월 정도의 기간을 설정해 집중해서 하고 그 다음 시간들은 탄수화물 대사로 몸이 되돌아가지 않도록 자신의 몸에 귀 기울이며 식습관을 보정해나가야 한다. 그리고 최소 6개월은 식습관을 유지한다. 평생 건강한 식사를 즐길 수 있도록 체질과 가공식품에 길들여져 있는 입맛을 바꿔야 건강을 유지할 수 있다.

마지막으로 비만의 평가 방법을 알아보자.

────────────── 자신의 체질량지수 파악하기 ──────────────

체질량지수(BMI) = 몸무게(kg) ÷ 신장(m)^2	
저체중	18.5 미만
정상	18.5~23
과체중	23~25
비만	25~30
고도비만	30 이상

────────────── 비만도 계산하기 ──────────────

비만도(%) = (현재 체중 ÷ 표준 체중) × 100 표준 체중 = (현재 신장 − 100) × 0.9	
저체중	~90 미만
정상	90 이상~110 미만
과체중	110 이상~120 미만
경도비만	120 이상~140 미만
중증도비만	140 이상~200 미만
고도비만	200 이상

아시아 성인의 체질량지수 기준은 허리둘레는 남자 90cm, 여자 85cm 이상이다. 허리와 엉덩이 둘레의 비가 남자 1, 여자 0.85를 초과할 때다. 전문 도구가 없거나 잘 모르겠으면 배꼽 옆의 살을 손가락으로 잡아서 살이 2cm 이상 잡히면 내장 비만이라고 판단하면 된다.

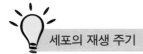

세포의 재생 주기

우리 몸의 세포는 60조 개가 세포분열을 통해 늘 교체되는데, 세포마다 수명이 있고 재생 주기가 있다.

1. 뇌 세포, 심장 세포, 안구 세포는 보통 20~25세까지 증식하고 분열하다가 더는 새로운 세포를 만들지 않고 죽을 때까지 남아 있는 세포를 가지고 살아가게 된다. 그래서 뇌 세포와 심장 세포의 소중함은 많이 알려져 있다. 그러나 안구 세포는 컴퓨터, 스마트폰, 화려한 조명, TV에서 나오는 청색광 등으로부터 치명적인 영향을 받고 있다. 이것들은 황반 세포에 손상을 주기 때문에 미리 안구 세포가 필요로 하는 항산화제나 필요 영양소를 공급해주는 것이 매우 중요하다는 것을 잊어서는 안 된다.

2. 간 세포의 수명은 12~18개월이다.

3. 뼈 조직의 수명은 성인의 경우 10년 정도다.

4. 혈액의 수명은 적혈구가 3~4개월, 백혈구가 3~20일이다.

5. 피부의 수명은 2~4주다.

6. 위 점막 세포의 수명은 2~3일이고, 장 점막 세포의 수명은 2~5일이다.

7. 근육 세포의 수명은 전체가 완전히 바뀌는 데 최소 15년이 걸리지만, 일부 장기는 며칠에서 몇 개월, 길게는 몇 년이 걸리기도 한다.

에필로그

바야흐로 100세 시대를 맞이하고 있는데, 수명을 다하는 순간까지 건강하게 살면 얼마나 좋을까? 그러나 대부분 그렇지 못하다. 우리 부모님 세대는 정보도 없었고 가난을 이기는 것이 유일한 목표였기에 건강을 챙기는 것이라고는 아프면 병원에 가는 것이었다. 하지만 이제는 시대도 바뀌고 관심만 있으면 정보를 얻을 수 있는 곳도 얼마든지 많아져서 마음만 먹으면 누구나 건강을 챙길 수 있다.

　잘살기 위해 열심히 일하고 행복하기 위해 돈을 벌지만 정작 가장 중요한 자신과 가족의 건강을 위해 어떤 선택을 할 때는 늘 돈 때문에 망설이게 된다. 과거 나 역시 그랬지만 많은 사람이 돈을 어떻게 사용하는 것이 가치 있고 지혜롭게 쓰는 것인지 잘 모르는 것 같다. 물론 어디에 가치를 두고 사느냐에 따라 각자 다르겠지만 말이다.

누구나 말로는 건강이 제일 중요하다고 하지만 막상 건강에 투자하는 지출은 적은 편이다. 애석하게도 경제가 어려워지면 가장 먼저 줄이는 비용이기도 하다. 게다가 자칫 미래가 준비 안 된 상태로 건강을 잃으면 더는 활기 있게 일할 수도 없고, 가족의 삶까지도 도미노처럼 무너지게 된다. 모든 삶의 질은 급격히 바닥으로 떨어지게 된다는 걸 알면서도 늘 우선순위에서 뒤처지는 것이 바로 건강 챙기기인 것 같다.

절약하려는 마음에 마트에서 조금이라도 저렴한 제품을 고르며, 무료로 주는 플라스틱 반찬통을 사용하고, 라면이나 햄버거 같은 인스턴트식품으로 끼니를 때운다. 더군다나 화학물질이 많은 저렴한 세제나 샴푸를 사용하고 아이들이 환경호르몬이 가득한 문구류들을 쓰게 놔둔다. 또 환경호르몬이 나오는 플라스틱 페트병 생수를 사서 마시는 것이 일상이 되어버렸다. 그런 선택을 아무렇지 않게 하니 결국 나와 내 가족, 우리 모두와 지구까지 병들게 하는 안타까운 상황을 불러온다.

지구 환경을 나빠지게 하는 주범은 바로 우리 인간들이다. 결국 인간으로 인해 지구는 암에 걸려 죽어가고 있다. 다음 세대를 위해서라도 편리함만 추구하기보다 불편해도 환경에 도움이 되는 노력을 해야 하고, 친환경과 사회적인 나눔에 앞장 서는 기업이 있으면 적극 응원해서 그 기업을 살려야 한다.

건강을 잃어본 경험이 있는 사람들은 건강이 얼마나 중요한지를 안다. 그러나 그렇게 건강 적신호가 치명적인 병이라면 시기를 놓쳐서 돌이킬 수 없는 상황이 되는 것을 종종 본다. 어리석은 자는 경험하고 난 후에 배우고 지혜로운 자는 남의 실수를 보고 배운다고 한다. 인간은 언젠가는 죽음을 맞이하게 되고 죽음으로 가는 동안 우리에게 노환이든 질병이든 건강하지 못한 시기가 반드시 온다. 우리의 몸은 심고 거두는 법칙이 완벽히 적용되는 시스템이라는 것을 기억하자. 내 몸에 나쁜 씨를 뿌리면 나쁜 싹과 열매가 열릴 것이고, 좋은 씨를 뿌리면 좋은 열매가 열릴 것이다.

이 책이 많은 사람의 건강을 지키는 데 도움이 되었으면 하는 바람이다. 이 책의 개정판이 나오기까지 늘 선한 길로 인도하신 하나님께 감사를 드린다. 또한 아낌없는 응원을 해주고 격려해준 가족들과 내가 성장하도록 도와주신 프리덤그룹의 소중한 리더들과 파트너들, 그리고 펜타힐의원 이진호 원장께도 심심한 감사의 인사를 드린다. 나는 나눔을 실천하기 위해 이 책의 인세를 선교자금과 불우한 이웃들에게 사용할 예정이다.

에필로그

참고자료

Anders Kalén, Eeva-Liisa Appelkvist, Gustav Dallner, 「Age-related changes in the lipid compositions of rat and human tissues」. 『Lipids』, 24(7), 1989.

Guy E. Abraham, 「Serum inorganic iodide levels following ingestion of a tablet form of Lugol solution: Evidence for an enterohepatic circulation of iodine」, 『The Original Internist』, 11(3):29-34, 2004.

Guy E. Abraham, 「The Historical Background of the Iodine Project」, 『The Original Internist』, 12(4):184-194, 2005.

http://iodine.kr(요오드기능의학연구소)

http://www.cdc.go.kr(질병관리본부)

http://www.kns.or.kr(한국영양학회)

http://www.ndsl.kr(국가과학정보센터)

https://www.foodsafetykorea.go.kr(식품안전정보포털 식품안전나라)

https://www.ibs.re.kr(과학문화센터)

https://www.mafra.go.kr(농림식품축산부)

https://www.medscape.com

https://www.mfds.go.kr(식품의약품안전처)

https://www.msdmanuals.com

『네이버 지식백과』 영양소의 흡수와 이동

「병든 세포를 새 세포로 바꾸는 노하우 Ⅱ: 장석원 연세대학교 의과대학 임상지도교수」, 『정경뉴스』, 2015년 7월 1일.

구정은, 「미 상수원 '약물 오염' 비상: 항생제 남용 '몸→물→몸' 악순환」, 『문화일보』, 2008년 3월 10일.

박선철, 「간헐적 단식이 수명을 연장시킨다는 연구 결과 나와」, 『서울데일리뉴스』, 2020년 1월 4일.

박용우, 『지방 대사 켜는 스위치온 다이어트』, 루미너스, 2018년.

박태균·강기헌, 「무심코 버린 약 때문에…한강 생태계 교란 가능성」, 『중앙일보』, 2009년 4월 21일.

배지영, 『나 없이 마트 가지 마라』, 21세기북스, 2018년.

보건복지부·한국영양학회, 『2015 한국인 영양소 섭취 기준』(30~49세 남자).

선재광, 『고혈압 치료, 나는 혈압약을 믿지 않는다』, 전나무숲, 2020년.

스티븐 시나트라·조니 보든, 제효영 옮김, 『콜레스테롤 수치에 속지 마라』, 예문아카이브, 2017년.

안종주, 「렙틴을 알면 '비만' 두렵지 않아」, 『사이언스타임즈』, 2016년 3월 30일.

유대형, 「사망률 낮추는 단백질 황금 비율 '식물성 2 : 동물성 1'」, 『조선일보』, 2019년 8월 30일.

윤혜경, 「서울 지역 남고생 평균 키, "10년 전보다 줄었다"」, 『인사이트』, 2016년 8월 27일.

이왕재, 『이왕재 교수의 비타민C 이야기』, 라온누리, 2019년.

이진호·황성혁, 『슈퍼 미네랄 요오드』, 느낌이있는책, 2015년.

이한승, 「권익위 "생수병 포장재, 직사광선 차단 재질로 바꿔야"」, 『연합뉴스』, 2013년 1월 14일.

이현정, 「건강기능식품, 약, 건강식품…무엇이 다를까?」, 『조선일보』, 2017년 7월 28일.

제임스 L. 윌슨, 이진호 외 옮김, 『내 몸의 에너지 도둑』, 한솜미디어, 2019년.

조한경, 『환자 혁명』, 에디터, 2017년.

한성간, 「세계 심장전문의 17명 "나쁜 콜레스테롤, 해롭지 않다"」, 『연합뉴스』, 2018년 9월 18일.

음식이 나다(개정판)
ⓒ 오새은, 2020

초판 1쇄 2020년 9월 17일 펴냄
초판 7쇄 2024년 11월 12일 펴냄

지은이 | 오새은
타이틀 | 강부길
영상 편집 | 김민재, 강재영
펴낸이 | 이태준

인쇄 · 제본 | 지경사문화

펴낸곳 | 북카라반
출판등록 | 제17-332호 2002년 10월 18일

주소 | (04037) 서울시 마포구 양화로7길 6-16 서교제일빌딩 3층
전화 | 02-325-6364
팩스 | 02-474-1413
www.inmul.co.kr | cntbooks@gmail.com

ISBN 979-11-6005-092-9 03510
값 14,000원

이 도서의 국립중앙도서관 출판시도서목록(CIP)은 서지정보유통지원시스템 홈페이지
(http://seoji.nl.go.kr)와 국가자료공동목록시스템(http://www.nl.go.kr/kolisnet)에서
이용하실 수 있습니다. (CIP제어번호: CIP2020037528)